# Sexualidad *con* PROPÓSITO

# DAVID HORMACHEA

Publicado por
**GRUPO NELSON**
Una división de Thomas Nelson Publishers
*Desde 1798*

www.gruponelson.com

Caribe-Betania Editores es un sello de Editorial Caribe, Inc.

© 2005 Editorial Caribe, Inc.
Una subsidiaria de Thomas Nelson, Inc.
Nashville, TN, E.U.A.
www.caribebetania.com

A menos que se señale lo contrario,
todas las citas bíblicas son tomadas de la
Versión Reina-Valera 1960
© 1960 Sociedades Bíblicas Unidas
en América Latina. Usadas con permiso.

ISBN 0-88113-899-1
ISBN 978-0-88113-899-3
Diseño interior: *Grupo Nivel Uno, Inc.*

Impreso en E.U.A.
Printed in the U.S.A.

3ª Impresión

# ÍNDICE

———— 🖋 ————

# AGRADECIMIENTOS

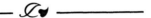

Gracias a mis compañeros de ministerio, Santiago Rydelski, Moisés Hormachea y Miguel Montes, así como a todos los líderes y miembros de la Iglesia Cristiana Manantiales de Vida porque su visión no está limitada a la iglesia local. Ellos han decidido no disfrutar en forma exclusiva de las enseñanzas que Dios me ha dado y me permiten utilizar parte de mi tiempo para ayudar a todo el mundo hispano. Una iglesia que ve más allá de lo obvio, es una iglesia con visión.

# DEDICATORIA

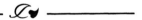

Aquienes han sufrido y tuvieron la valentía de compartir conmigo sus intimidades, gracias por confiar en su humilde servidor. A quienes compartieron su dolor y desesperación por tener intimidad, gracias por motivarme a investigar. A quienes han abierto su corazón para contarme sus experiencias tristes, gracias por ayudarme a comprender su dolor.

Dedicado a las personas confundidas, que sufren y que son la razón de mi libro, gracias por tener un alto respeto por mis enseñanzas y por adquirir los materiales que he producido para ayudarles. Al adquirir estos materiales usted está colaborando con las empresas que vieron en mí el potencial de ayudarles a ustedes. Además, están sosteniendo financieramente a mi organización de ayuda a la familia para continuar preparando herramientas que benefician a miles de personas que necesitan ayuda, pues experimentan los mismos problemas. Cuando usted apoya mi labor en este mundo, usted se está ayudando a usted mismo y a otros.

A los lectores de mis libros, a mi teleaudiencia, a quienes escuchan mis programas en más de mil estaciones de radio y a quienes han asistido a mis conferencias y han determinado apoyar mi organización de ayuda a la familia *De regreso al hogar*. Muchas gracias por permitirme hacer lo que me apasiona y que es resultado de mi pasión por Dios y mi compasión por la familia.

# PREFACIO

—————— $\mathscr{L}$ ——————

Debo decirle que este libro tiene un gran complemento. Me refiero a mi libro *Tesoros de Intimidad*, publicado por esta misma editorial. Por una parte, usted no puede cumplir el propósito divino para la sexualidad humana sin entender los extraordinarios tesoros que están escondidos en la intimidad humana. Estos tesoros antes que Adán y Eva pecaran eran evidentes y fluían en forma natural en la relación conyugal. Sin embargo, después de la Caída, quedaron escondidos y solo pueden encontrarlos los que siguen las instrucciones bíblicas que nos guían a descubrir estos tesoros maravillosos.

Por otra parte, usted no puede descubrir estos tesoros que están escondidos en lo más profundo del corazón humano sin entender los propósitos divinos. Por ello, le animo a leer este libro, pero su siguiente asignación es leer y estudiar con diligencia el libro *Tesoros de Intimidad*.

Me duele el sufrimiento que experimentan las personas que me escriben y me relatan los serios conflictos en sus relaciones íntimas. Al examinar todos los casos de frustración y decepción, he descubierto que ninguno de los cónyuges ha entendido el propósito que Dios diseñó para que se cumpla en la intimidad humana.

A todos los que sufren es mi deber hacerles conocer que su frustración no se marchará ni le dejará la angustia si no estudia, comprende y da los pasos necesarios para cumplir el propósito de Dios designado para sus relaciones sexuales. Debo decirle que ese dolor no se quitará mientras no se remueva su causa. Pero tampoco puede remover la causa si no la descubre, y si no tiene las herramientas necesarias, la actitud apropiada y el conocimiento indispensable para hacerlo.

Como consejero, constantemente escucho sobre el dolor que experimentan quienes no han entendido conceptos profundos sobre la intimidad conyugal. Algunos consciente o inconscientemente practican en su vida sexual cosas que causan dolor a la persona que dicen amar. Muchos no tienen la intención de herir, pero igual lo hacen debido a su forma errónea de practicar su vida sexual. Tristemente, un gran número de personas se ha acostumbrado a tener cuerpos juntos en el acto sexual, pero no han aprendido a tener corazones íntimos. Lamentablemente existen muchas personas confundidas con respecto a este importante aspecto de la vida conyugal y tienen temor de buscar ayuda. Mi propósito al escribir este libro es que usted y su cónyuge evalúen su realidad y cambien lo erróneo. Anhelo que usted y su novia o novio se preparen con sabiduría para la vida conyugal y realicen una seria evaluación para determinar que sus conceptos sobre las relaciones sexuales son bíblicos y basados en la más alta moralidad.

Les animo a que conversen con sinceridad, pues al descubrir las similitudes y diferencias estarán en la condición ideal para ponerse de acuerdo sobre su práctica sexual en la relación conyugal. No olvide que siempre nos molestamos o hasta nos peleamos porque alguien ha decidido tomar decisiones unilaterales, pero rara vez discutimos o peleamos por los acuerdos que tenemos. La práctica sexual debe ser producto de un acuerdo y no permitir que se vaya desarrollando en silencio. La vida sexual saludable es imposible cuando cada uno solo disfruta lo que le agrada, aunque le desagrade a su cónyuge y cuando los cónyuges esconden lo que les molesta o aun lo que les parece pecaminoso.

Dedico mi libro a ustedes que están confundidos y que rechazan cosas hermosas que deberían disfrutar o que están haciendo cosas erróneas que deberían evitar. A ustedes que aman a Dios y desean entender el propósito divino de la sexualidad humana, les invito a disfrutar de estas conclusiones bíblicas sencillas y profundas, desprendidas del único libro inerrante que revela la voluntad de nuestro Creador.

# CAPÍTULO UNO

— ✍ —

# UN PROPÓSITO GRANDIOSO PARA UNA EXPERIENCIA ÚNICA

*«La intimidad en la vida conyugal es una experiencia única que produce gran realización. Cuando por ignorancia, rebeldía o por guiarse solo por la intuición o pasión, los cónyuges no cumplen el diseño divino, se enfrentan a serios conflictos humanos».*

Solamente Dios conoce el propósito de su vida y solo Dios diseñó el propósito para el uso sabio de cada parte de nuestro cuerpo. Él le dio propósito a nuestra mente, a nuestras emociones, a nuestra espiritualidad y a nuestra sexualidad. Todo lo hace con propósito.

Todo lo que Dios permitió que existiera tiene un propósito definido que Él soberanamente diseñó. Todo lo que existe por la creación divina tiene propósito. Todo nuestro cuerpo tiene propósito. Cada parte de nuestro ser fue diseñada en forma increíblemente sabia para que cumpla la razón de su existencia. Nuestros ojos, nuestras manos, nuestros órganos internos, y también nuestros órganos sexuales fueron creados con propósito. Es imposible que podamos cumplir el propósito de nuestra vida y utilizar las partes de nuestro cuerpo para el propósito que fueron diseñadas sin entender el porqué y para qué existen. Es imposible practicar relaciones sexuales conforme al propósito para las que fueron creadas si no entendemos este propósito. Dios nos habría dejado en completa ignorancia y confusión si no hubiera dejado un libro lleno de instrucción con serios y enfáticos mandamientos, y con principios morales muy sabios.

Dios no dejó su Palabra para que solo la leamos, sino también para que la escudriñemos. No para que hagamos su voluntad a nuestra manera, sino para que en ella entendamos su voluntad. Cuando cumplimos la voluntad divina, cuando llevamos a cabo su propósito, cuando utilizamos nuestros cuerpos conforme a su diseño, seremos los felices y los beneficiados. Dios dice que ha puesto delante de nosotros bendición y maldición. Bendición si obedecemos, maldición si desobedecemos. Por ello no debemos intentar vivir como queremos o pensamos, sino conforme al diseño divino.

Como predicador, no soy llamado a decir lo que quiero que la Biblia diga. No puedo exponer lo que pienso que la Biblia dice, sino lo que realmente nos intenta comunicar. Tengo que escudriñarla profundamente para decir y entender lo que Dios quiere que diga acerca de lo que dice la Biblia. Esa es una tarea difícil. De la misma manera que fui creado y separado con propósito, la Biblia fue creada y dejada en este mundo con un propósito. Pero así como puede ser mal entendida, mal utilizada, a pesar del buen propósito que tiene, así también nosotros, los seres creados por Dios y separados por Él podemos vivir toda la vida sin entender su voluntad. Podemos evitar cumplir su voluntad con respecto a nuestra vida y nuestra sexualidad por ignorancia, rebelión o falta de integridad.

*«Sin comprender la razón de nuestra existencia y el propósito de Dios para nuestra sexualidad es imposible tener relaciones íntimas que nos satisfagan de verdad».*

Cuando los elementos de la naturaleza —el sol, la luna, el oxígeno, los árboles, etc.— están fuera del propósito para el cual fueron creados, ocurren desastres. Cuando un individuo no vive en el propósito de Dios siente que su vida es un desastre. Cuando los cónyuges no entienden y por lo tanto, no cumplen el propósito de Dios para la vida sexual, viven frustrados y decepcionados. No importa que tengan la mejor profesión del mundo. Hay solteros, casados, viudos, divorciados, pobres, ricos, latinoamericanos, europeos. Hay personas sanas y amargadas en la vida. Hay solteros, casados, viudos, divorciados, pobres y ricos que son felices porque han entendido por qué y para qué viven, y viven para cumplir ese por qué.

Cuando los individuos no entienden el verdadero propósito de su existencia, y utilizan los elementos de la vida para sus ideas confusas y egoístas, no solo ellos sufren sino también quienes los rodean. Cuando no hay visión, cuando no hay comprensión de Dios, de los secretos y la voluntad de Dios, las naciones perecen. Los matrimonios se destruyen pese a sus buenas intenciones por no tener claro el propósito de la relación conyugal y de la vida sexual. La falta de propósito es el terreno perfecto para que crezcan las plantas de la confusión y germine rápidamente la semilla del desánimo. La falta de propósito es la fábrica de la desilusión y la frustración. Eso le hará entender por qué hay gente soltera y casada, desilusionada y frustrada. Es que su vida, su matrimonio, su vida sexual no tienen propósito.

Hay matrimonios que se levantan, trabajan, juegan, comen, estudian, tienen relaciones sexuales y vuelven a dormir sin entender el propósito de todas las experiencias que tienen en la vida. Es que no existe persona que pueda vivir motivada y alegre, que pueda tener seguridad y determinación si no sabe hacia dónde va, si hace lo que cree conveniente, aunque no sea necesario; si hace lo que le gusta, aunque no sea correcto, si hace lo que le agrada, aunque no sea lo esencial, o cuando sigue instrucciones que otros le dicen sin tener la capacidad de determinar si eso es lo que Dios demanda. Nadie puede vivir feliz así.

¿Sabe cuál es el sentimiento de vacío que experimenta el individuo? Es querer ser lo que en lo profundo de su ser desea hacer y no estar haciéndolo. Porque eso que desea en lo profundo fue puesto allí por Dios. No es posible entender el consejo de Dios, no es posible entender su voluntad si no estudiamos las Escrituras profundamente. No debemos hacerlo de cualquier manera, tenemos que estudiarla en forma ordenada y en forma sabia. Debemos entender lo que las Escrituras enseñan con respecto a la vida, al cuerpo, a sus planes, a su familia y también con relación a las relaciones sexuales.

Por mucho tiempo pensé que la vida era un viaje desde el punto «A» al punto «Z»; pero después descubrí que existen muchas letras que hay que vivir. He comprendido que entre el punto de inicio y el punto final hay una serie de experiencias que tengo que pasar, por lo tanto tengo que aprender a vivir entre mi nacimiento y mi muerte. Tengo que aprender a pasar por la adolescencia, a pasar por la juventud. Voy a pasar por estados civiles, voy a tener que aprender a vivir en la soltería, aprender a vivir en el matrimonio, voy a tener que enfrentar conflictos, a cumplir mi rol, a tener una vida sexual saludable. El éxito de todo esto depende de un constante entrenamiento acerca del plan de Dios para cada una de las áreas de mi vida. El éxito depende de cuánto sé, cómo practico lo que sé y cuál es el fundamento de mis creencias.

Salomón vivió parte de su vida sin entender el propósito de Dios para su vida, en su trabajo, en su vida matrimonial, en su paternidad, como rey, como poeta. No entendía el propósito de su sexualidad y se dedicó a vivir «la vida loca». No solo tenía esposas, sino concubinas y llevó sus pasiones al extremo por no tener buenas convicciones. Por eso concluye que la vida no tiene sentido. La vida no tiene sentido cuando se vive para satisfacer sus pasiones y deseos, cuando se vive con un enfoque horizontal. Así se pierde el enfoque vertical de la vida, cuando se pierde el deseo de hacer lo que Dios quiere y vivimos haciendo lo que nosotros deseamos.

## NUEVOS CONCEPTOS QUE REVELAN EL PROPÓSITO

Sin aprender nuevas verdades de la Palabra de Dios y sin determinar batallar duro para deshacerse de las viejas mentiras que hemos aprendido es imposible cumplir el propósito de Dios para la sexualidad entre los seres humanos. Dios tiene la fórmula correcta y es mi deseo revelar todo lo que he entendido de la maravillosa revelación divina.

Estoy convencido que al estudiar estos conceptos las personas casadas no solo podrán comprender mejor la vida sexual basada en valores cristianos, sino que además, si tienen la actitud apropiada y realizan un serio esfuerzo, pueden elevar su intimidad a un nivel muy satisfactorio para ambos. Para ello deben tener una buena actitud y dar los pasos concretos que se recomiendan. El resultado es que tendrán la posibilidad de desechar las prácticas erróneas, fortalecer las áreas débiles y mejorar los puntos fuertes. También creo que los solteros que tienen una relación de noviazgo y se dirigen al matrimonio pueden aprender principios importantes para tener una intimidad lo más cerca al diseño divino. Ellos están en el momento más oportuno. Para ellos esta es información preventiva de los males de la vida conyugal.

En Proverbios dice: «El avisado ve el mal y se esconde, mas los simples pasan y reciben el daño». Mi deseo es ayudar a evitar que los simples, aquellos que se dejan engañar o que son llevados por conceptos de otras personas, sufran las consecuencias de sus errores. Para nuestro estudio, el simple lo definiré como aquel que inocentemente ha ido adoptando los conceptos sobre las relaciones sexuales que con insistencia, gran técnica y un impresionante aparato de publicidad que ofrece una sociedad que no tiene ningún interés en vivir según los valores divinos. Describo a los simples como aquellos que son variables, que no tienen convicciones profundas, que son movidos simplemente por la idea de la mayoría.

¿Son sus relaciones sexuales una experiencia única y hermosa? ¿Disfrutan ambos de su relación y han encontrado el equilibrio saludable que produce paz y tranquilidad tanto al cónyuge más activo como al menos activo? ¿Son sus relaciones sexuales algo tedioso, molestoso y que preferiría evitar? ¿Se siente amada o usada? ¿Se siente rechazado o comprendido? ¿Pueden ser descritas sus relaciones sexuales como dos cuerpos juntos o como dos corazones íntimos?

Desconozco su situación, pero por el privilegio que tengo de recorrer América Latina y los Estados Unidos dictando conferencias, por mi práctica de asesoramiento y por escuchar incontables testimonios y preguntas, creo que conozco con bastante exactitud la situación de muchos matrimonios. He notado la gran cantidad de personas que tienen prácticas erróneas y que necesitan hacer cambios, si es que al recibir la información pueden hacerlo o buscar la ayuda profesional si todos sus intentos de corregir o mejorar han sido en vano. Los objetivos de este libro son:

# PRIMER OBJETIVO:
## AYUDAR A IDENTIFICAR Y CORREGIR LA PRÁCTICA ERRÓNEA

Algunos solteros están viviendo una vida pecaminosa debido a que han comenzado las relaciones sexuales antes del matrimonio. Quienes dicen amar a Dios deben saber que esta es una práctica condenada por Dios. La fornicación, como todo pecado, no es simplemente algo erróneo delante de Dios, sino que por ser un acto de rebeldía a los más altos valores morales establecidos por Dios, producirá consecuencias lamentables.

### Advertencia para los solteros

La práctica de las relaciones sexuales fuera del matrimonio es condenada por Dios y por lo tanto producirá consecuencias en las vidas de quienes actúan con rebelión. En mi libro Cartas al Joven Tentado explico con lujo de detalles que el placer de la siembra pecaminosa será eclipsado por el dolor de las consecuencias desastrosas. Las relaciones sexuales prematrimoniales no solo traen consecuencias espirituales, sino también emocionales y en muchos casos, consecuencias físicas.

Mi deseo es ayudar a los jóvenes a prevenir las enfermedades venéreas, o los embarazos de adolescentes o el abandono que sufren muchas chicas al quedar embarazadas. Muchos jóvenes no tienen ninguna intención de tener amor y respeto. Solo desean tener sexo y satisfacción. Ellos no están planificando tener un hijo o tener relaciones sexuales responsables, mucho menos cuidar y amar a un hijo con todo su corazón en el caso de un embarazo. Tristemente la intención de quienes tienen relaciones sexuales prematrimoniales es disfrutar del placer y de momentos de pasión, pero para nada tienen interés en formar una familia y amar maduramente como Dios manda.

Estoy convencido y la Biblia enseña que los que deciden vivir conforme al propósito de Dios para la vida sexual y para la vida matrimonial disfrutarán no solo de paz y tranquilidad, sino de relaciones familiares saludables. La paz que experimentan aquellos que están cumpliendo el propósito para el cual fueron creados es indescriptible. He escuchado cientos de testimonios de quienes determinaron rebelarse contra los principios divinos. Todos sufren consecuencias dolorosas. Quienes siendo solteros determinan vivir como casados han comprobado, o en algún momento comprobarán, que no paga bien hacer el mal.

*«Tristemente, la intención de quienes tienen relaciones sexuales prematrimoniales es simplemente disfrutar el momento en forma apasionada sin la intención de formar una familia y amar maduramente como Dios manda».*

No cabe duda de que los jóvenes y señoritas que se involucran en la vida sexual antes del matrimonio no tienen el deseo de vivir bajo los más altos estándares morales. Como consecuencia, muchas jovencitas sufren el abandono de quien antes y durante la relación sexual les profesaban su amor, pero que después de enterarse del embarazo eligen las peores opciones. Algunos eligen presionar para que se realice un aborto, otros se comienzan a alejar paulatinamente de la chica y otros desaparecen tan pronto como desapareció el placer. Por mi profundo amor a los jóvenes, decidí enseñar con claridad, para que por lo menos tengan conciencia de las consecuencias desastrosas que pueden experimentar. Muchos jóvenes están sufriendo y tendrán conflictos en el futuro cuando inicien su vida conyugal por estar infectados con enfermedades de transmisión sexual.

Las prácticas pecaminosas producen traumas y como consejero, constantemente tengo que tratar con personas que, debido a violaciones, o prácticas sexuales fuera de los límites establecidos por Dios, hoy experimentan serios conflictos en sus relaciones conyugales. Muchos de ellos no se explican la razón, pero es seguro y evidente que el pecado siempre trae terribles consecuencias. No se puede vivir en paz y con alegría y a la vez actuando con rebeldía contra los principios del Creador. Las consecuencias de nuestra desobediencia no solo pueden destruirnos físicamente, sino también emocional y espiritualmente.

*Advertencia para los casados*

No solo los solteros, sino también los casados cometemos serios errores. También los casados necesitan información para evitar agravar los problemas. Usted seguirá sufriendo a menos que decida enfrentar el sufrimiento. No podemos tener un futuro diferente a menos que hagamos cambios en el presente.

Todo intento de seguir mejorando su vida íntima será impedido por la postergación de nuestra responsabilidad de adquirir conocimiento y realizar cambios. Todo deseo de eliminar el dolor que produce una práctica errónea será obstaculizado por la falta de instrucción apropiada. Es obvio que quienes no tienen información correcta seguirán aprendiendo equivocadamente y el resultado será que seguirán practicando erróneamente la intimidad en el matrimonio.

Para poder corregir los errores que muchos cometen debemos primero identificar las razones que mueven a los cónyuges a cometerlos:

*Conceptos equivocados sobre la intimidad*

Muchos hemos aprendido o hemos sido enseñados mal. La información que la gran mayoría obtuvimos ha sido, en el mejor de los casos limitada y en el peor de los casos interesada. Es limitada porque la gran mayoría aprendimos sobre la vida sexual uniendo pequeños pedazos de información que recibíamos de distintas fuentes. Los amigos, las revistas, los videos o los libros nos comunicaron algo, pero no siempre lo correcto. Haya sido errónea o acertada la información que obtuvimos, de alguna manera influyó en nuestra forma de pensar.

> *«Es imposible que tengamos relaciones íntimas en forma correcta si nos basamos en pensamientos erróneos».*

Digo que la información es interesada, pues mucho de lo que se escribe o se proyecta en las pantallas del cine y televisión está basado en las ideas humanistas y liberales de la sociedad y tienen simples propósitos comerciales. La sociedad y sus autoridades, en su mayoría, no tienen como meta la instrucción sabia basada en los más altos principios de moralidad. La información de la sociedad apela a nuestras pasiones en vez de nuestras convicciones. La intención es vender y ganar dinero, no instruir y ayudar a la familia. Por esta y otras razones existen muchas personas que tienen conceptos equivocados.

## Desconocimiento de la vida sexual

He notado el gran desconocimiento que mucha gente tiene. Todos los casados que han buscado mi asesoramiento han tenido conceptos erróneos sobre su vida sexual. En muchos de mis seminarios sobre intimidad en el matrimonio, pregunto a mi audiencia si antes de casarse recibieron información profunda sobre la vida sexual o asesoramiento sabio de algún consejero. Generalmente ninguna persona levanta su mano. Esa es la realidad. La gran mayoría de los jóvenes llegan al matrimonio con poca o nada de información sobre la vida sexual saludable. Por eso muchos ignoran que lo que están haciendo es dañino para la relación conyugal, a pesar de las buenas intenciones que tienen.

Muchos de los conflictos que tienen las parejas se inician con la falta de comunicación, la falta de conocimiento, la falta de deseo de arreglar sus conflictos o la falta de herramientas para poder corregir lo erróneo. Por eso creí que era mi deber entregar información, para que los solteros y casados puedan evitar los conflictos en la vida matrimonial que se producen por la ignorancia.

Es mi deseo que los casados tengan el suficiente conocimiento como para evaluar sus prácticas y que tengan la suficiente motivación como para cambiar lo que de acuerdo a la Palabra de Dios está equivocado. Deseo evitarles el dolor que resulta de vivir las consecuencias de las equivocaciones a pesar de tener las mejores intenciones. Mi mayor interés es ayudarle a corregir la práctica que actualmente le está causando estrés y experiencias traumáticas. Es mi anhelo que corrijan lo que no se ajusta al modelo divino para que disfruten de una relación matrimonial apropiada y tengan momentos de cercanía, relajamiento y gran empatía. Es imprescindible que adquieran conocimiento quienes desean sinceramente corregir aquello que, en vez de causar alegría y satisfacción, está causando dolor y frustración.

*«La ignorancia es uno de los más grandes enemigos de la intimidad saludable. La única enemiga efectiva de la ignorancia es la sabiduría».*

La mayoría de las personas que sufren en su relación conyugal no necesariamente están planificando hacer daño, pero de igual manera lo hacen debido a que no saben cómo hacer determinadas cosas. No desean hacer el mal, simplemente ignoran cómo hacer el bien. La gran mayoría nos involucramos en la práctica sexual sin ser preparados sabiamente. Generalmente tenemos un gran énfasis en la relación corporal, pero ignoramos la gran importancia de los sentimientos, y los beneficios de una vida de pureza moral de los cónyuges.

La comprensión sabia del funcionamiento del cuerpo humano, y las diferencias entre el hombre y la mujer, el respeto a los sentimientos de dos sexos diferentes y el compromiso a mantener la intimidad dentro de los más altos valores morales, son factores imprescindibles para el éxito de la vida sexual conyugal.

Es un acto de ingenuidad esperar un futuro diferente sin hacer cambios en el presente. Si usted está experimentando problemas en su vida matrimonial, nada cambiará a menos que adquiera el conocimiento necesario y ambos se pongan de acuerdo para hacer cambios indispensables. Ustedes se casaron para amarse y para que ambos disfruten de su amor. Son personas de valor y dignidad que no deben juntar solo sus cuerpos, sino tener corazones íntimos.

Necesitamos conocernos. No podemos tener cercanía con una mujer que no conocemos. Un hombre no piensa ni siente como mujer, y una mujer ni piensa ni siente como un hombre. En forma natural no intentamos conocernos profundamente. Nuestro egoísmo nos lleva a pensar en nosotros y a buscar nuestra satisfacción propia sin pensar en las necesidades de nuestro cónyuge. Nuestro orgullo nos incita a no respetar los deseos y anhelos de nuestra pareja.

La vida sexual incluye a dos seres humanos diferentes. Seres que tienen emociones y sentimientos. Personas que no son solo cuerpo, sino que también tienen alma y espíritu. La relación sexual es la forma de comunicación más íntima entre los seres humanos. La vida sexual incluye a personas normales que a veces no tienen deseo de tener relaciones sexuales o que a veces están muy cansados para tenerlas o personas que necesitan tener mucha frecuencia. Sin duda, si está dispuesto tiene la posibilidad de corregir los errores y enriquecer su práctica sexual. Sin embargo, un requisito esencial es que ambos cónyuges estén dispuestos a aprender y a cambiar.

## SEGUNDO OBJETIVO: ENRIQUECER Y DIGNIFICAR LA PRÁCTICA SEXUAL DENTRO DEL MATRIMONIO

Nadie lo sabe todo y nunca terminamos de aprender, así que es mi deseo que aunque tenga una vida sexual considerada «normal», usted pueda mejorar sus relaciones amorosas como producto de mi investigación. Al hacer un buen análisis de su vida sexual como matrimonio y compartir sus deseos de preocuparse el uno por el otro, seguramente descubrirán nuevas técnicas, nuevas ideas o principios que confirmarán o mejorarán su aprecio por la vida íntima. La vida sexual es maravillosa cuando descubrimos los tesoros que Dios incluyó en esta práctica.

El mundo y su filosofía enfocada en la satisfacción personal, sin tener las restricciones de una vida altamente moral, nos han pintado un cuadro incompleto de la vida sexual. Mientras más técnicas se aprenden y mientras más se enfocan en la satisfacción de las necesidades sexuales sin valores morales, más sedientos estamos de placer. El hombre nunca satisfará sus deseos sexuales alimentándolos con prácticas extremas. Las mujeres que tienen varios compañeros sexuales no están viviendo con la dignidad que merece su cuerpo. Quienes van buscando sexo fuera de la vida conyugal no dignifican a las personas. Ellos las usan para su satisfacción. Quienes van cambiando de compañeros sexuales después de pasar por todo un proceso de enamoramiento, cercanía, y luego separación, no están dando la dignidad que Dios le dio a la sexualidad. Estas personas solo pecan contra Dios y sufrirán consecuencias, juegan con sus emociones y sufrirán consecuencias, y permiten que las usen y sufrirán consecuencias.

No podemos tener una práctica sexual digna cuando convertimos el mundo de la sexualidad en algo neurótico, obsesivo y compulsivo. Cuando nos involucramos en comportamientos extremos, no damos la dignidad que las personas se merecen. El deseo sexual es una fuerza tan poderosa que nos puede llevar a descarriarnos. El sexo es una maravillosa virtud que Dios nos ha dado, pero es peligrosísimo sin límites. Un hermoso corcel abandonado en el campo se convierte en salvaje. Si se deja para que lo guíen sus instintos, se convierte en un animal salvaje, rudo y peligroso. Pero, cuando lo entrenamos con inteligencia y lo dirigimos con los frenos necesarios, puede cumplir tareas provechosas y hermosas. Así también la vida sexual. Dejar que sus instintos manejen su sexualidad es peligroso y se vuelve una práctica que no dignifica al hombre ni tampoco a la mujer.

## TERCER OBJETIVO:
## AYUDAR A LA PAREJA A QUE IDENTIFIQUE SU NECESIDAD Y BUSQUE LA AYUDA PROFESIONAL CUANDO ES NECESARIA

Todos necesitamos hacer una evaluación. Esto es particularmente necesario si usted no ha vivido sometido a grandes principios morales y si su práctica sexual se inició como producto de sus pasiones, su necesidad de descubrimiento y basados en una mentalidad liberal. Hoy que usted ha decidido amar a Dios y vivir bajo sus principios morales y bíblicos que revelan la voluntad del Creador, debe entender que hay cosas que hizo mal y otras que hizo bien y que por lo tanto, debe tener el conocimiento bíblico necesario para poder identificar lo erróneo y corregirlo.

Mi mayor interés es ayudarle a corregir aquello que sí es pecaminoso. Así también es mi deseo ayudarle a evitar toda actitud y práctica que esté causando estrés y trauma en ambos. Es sabio corregir aquello que está causando dolor y culpabilidad. Han sido pocas las veces que he descubierto individuos necios y egoístas a los que no les interesa lo que piensa o siente su cónyuge, y solo desea satisfacer su pasión personal sin importarle la forma o el daño que cause a la persona que dice amar. En cambio, he observado que son muchas las personas que no tienen ninguna intención de hacer daño y que sufren, discuten, intentan cambiar, pero no pueden. La razón es que no tienen una estructura apropiada que les permita comparar si están o no haciendo lo correcto. Algunas personas simplemente ignoran cómo hacer el bien. Mi meta es que usted identifique y practique los principios bíblicos que le habiliten para hacer el bien.

En su escrito bíblico el apóstol Santiago dice: «Dejad de hacer lo malo». Eso es lo que precisamente quiero que aprendan. Anhelo que estén dispuestos y decididos a dejar de hacer lo malo ante los ojos de Dios porque es perjudicial para usted y su cónyuge. El apóstol Santiago agrega que debemos hacer el bien y eso espero que también sea su determinación y práctica al finalizar este libro.

*«Una relación madura e íntima se caracteriza porque los cónyuges no solo están de acuerdo en no hacer lo malo porque les perjudica, sino también en hacer lo bueno porque les beneficia».*

### ¿Cuándo buscar ayuda profesional?

Es indudable que todos necesitamos orientación en la vida. Todos sabemos que existen conflictos cuya superación demanda la acción de una persona con la capacidad profesional para ayudar en casos puntuales. Existen casos más complicados que deben ser tratados por alguien que realmente entienda la naturaleza de los conflictos humanos. Es posible que la pareja no pueda manejar por sí misma todos sus problemas. Sobre todo, cuando han existido traumas que hoy son un impedimento para la práctica sexual saludable.

La pareja tendrá serias dificultades o no podrá manejar la situación si existe un pasado traumático que motiva la inhibición o el rechazo. No es porque no tengan la intención o el deseo. Es posible que ya lo hayan intentado utilizando todos los recursos que han dispuesto, pero su realidad le indica que no han superado los problemas.

Cuando llegan los problemas con respecto a la vida sexual, muchos cónyuges tienden a ignorarlos o postergar constantemente la búsqueda de ayuda. A veces esto se debe a un gran temor de conversar sobre el tema. En otras ocasiones, creen que no es posible el cambio y dejan a un lado la búsqueda de la ayuda que es esencial.

El no buscar ayuda puede conducir a una serie de conflictos. A veces los cónyuges experimentan una baja autoestima que les lleva a ver todo su mundo nublado. Algunos cónyuges comienzan a sentirse despreciados pues su pareja no le da importancia a la vida sexual. Algunas mujeres se sienten usadas por la demanda sexual excesiva del esposo. Al postergar la solución, crean un mundo de frustración que va aumentando su efecto destructivo y creando más presiones que buscan ser satisfechas. La mujer se sentirá presionada a buscar comprensión al pensar constantemente en la incomprensión de su marido. El hombre tenderá a la masturbación, la pornografía, las fantasías sexuales y aun se sentirá más vulnerable a caer en relaciones adúlteras. Es obvio que la relación matrimonial se irá deteriorando y mientras aumentan los conflictos, también aumenta la posibilidad de actuar pecaminosamente. Buscar ayuda profesional es esencial cuando los cónyuges, a pesar de sus buenas intenciones y con una ayuda como la que ofrece este libro, determinan que no son capaces para encontrar soluciones.

*«Si para enfrentar los conflictos en su vida íntima han utilizado todos sus recursos y aún así no han encontrado la solución, el sentido común les indica que no están capacitados para encontrar la solución por ustedes mismos».*

Es necesario buscar ayuda cuando no pueden hablar con sinceridad ni sienten libertad de investigar con sabiduría cuáles son los problemas que están experimentando. He cumplido uno de mis propósitos si después de estudiar este libro, ambos cónyuges determinan que su caso amerita ayuda profesional.

Si usted se siente usada o ignorada. Si usted se siente manipulado o cree que su esposa no le da la importancia que tiene la vida sexual. Si las relaciones sexuales en su matrimonio se han vuelto rutinarias, o incluso, se han convertido en una carga o molestia, les ruego que busquen ayuda profesional lo antes posible.

Es terrible vivir en una relación conyugal donde no existe unidad. Pero he descubierto que no todos la anhelan. Para muchas personas la idea de ser uno en la relación matrimonial es maravillosa y emocionante, a otros les suena un tanto conflictiva y demandante. La verdad es que sin unidad no es posible vivir en una relación matrimonial con respeto y dignidad.

Luego de muchas conversaciones con distintas personas me doy cuenta que no todos piensan que es posible ser uno en la relación matrimonial. En realidad algunos ven con sospecha o incluso como imposible tener una relación de íntima cercanía sexual, emocional y espiritual. Mientras más estudio la Palabra más me doy cuenta de que no solamente es posible, sino que fuimos creados para ello. Eso es lo que Dios tenía en mente desde nuestra creación. Él planificó que la relación conyugal llegue a la intimidad por el camino de la unidad. Por ello, si no existe en su matrimonio el profundo deseo de vivir con acuerdos que conducen a la unidad, es imposible tener verdadera intimidad.

Me imagino que mientras estaban de enamorados pensaban que habían encontrado su alma gemela. Sin embargo, no mucho después de la luna de miel se dieron cuenta que las cosas eran muy distintas de lo que se imaginaban. Hablo con muchas personas que admiten que aquel sueño de llegar a tener intimidad integral se ha alejado de sus mentes. No obstante, a pesar de que han perdido la esperanza, estoy convencido que la necesitan más que nunca y que con la ayuda de personas capacitadas y una buena actitud de ambos, es posible lograrla.

Me he dado cuenta de que esa necesidad de unidad es una fuerza que nos mueve y que afecta nuestro comportamiento, nuestros pensamientos y nuestros anhelos. La falta de intimidad puede ser muy bien la causa de la angustia, la insatisfacción que lleva en su relación matrimonial, aunque usted no lo admita.

Sin embargo, al leer este libro, estoy seguro que va a tener la oportunidad de encontrar grandes secretos para vivir como Dios le creó y no como usted se imagina. Puedo hacerle una promesa. Si usted vive los principios que comparto, usted y su esposa desarrollarán una unión como nunca se han imaginado.

No importa cuál sea la situación de su matrimonio en este momento, no importa cómo se sientan el uno con el otro, existe esperanza de solución. Por supuesto, debemos involucrarnos en una serie de cambios que permitirán que su relación sea diferente. Deben tener el serio compromiso de dar los pasos necesarios para aplicar los principios de la Palabra de Dios que les ayudarán a poder crear nuevos sentimientos de amor e intimidad como no han existido antes en su relación interpersonal.

Mi objetivo es que usted comprenda la intimidad de acuerdo al Creador y que cada uno aprenda a cumplir su parte en la satisfacción de su cónyuge. Anhelo que ambos descubran cómo tener equilibrio en su dar y su recibir, y aprendan a ser obedientes a los principios divinos pues así el resultado será una intimidad apropiada.

*✿*

# CAPÍTULO DOS

# MANDAMIENTOS DIVINOS PARA LA PUREZA DE LOS HUMANOS

*«Dios nos ama tanto que desea lo mejor para nosotros.
Su mandato de vivir en pureza no tiene la intención de impedir
nuestra satisfacción. Él nos manda que huyamos de los pecados
sexuales que nos llevan a la impureza pues sabe que nuestra vida
conyugal estará marcada por la excelencia si amamos sus
principios y vivimos en obediencia.»*

Como la intimidad entre un hombre y una mujer fue una idea divina, esta debe caracterizarse por la pureza. Rompemos el propósito divino cuando permitimos la entrada de cualquier acto pecaminoso en una relación que se mantiene con dignidad. No se puede cumplir el propósito divino para la intimidad cuando elegimos la lascivia, la fornicación, la promiscuidad o el adulterio. Dios rechaza los actos de carnalidad que nos llevan a la impureza. Sin embargo, en conversaciones con mis pacientes he notado que algunos están muy equivocados con respecto a su definición de carnalidad.

Cada vez que alguien describe como carnalidad algún aspecto de la vida sexual matrimonial que según mis conclusiones basadas en la Biblia es permitido, mi primera reacción es saber en qué se fundamenta su afirmación. ¿Sabe qué he descubierto? En la mayoría de los casos la persona tiene una confusión teológica, nunca ha investigado las Escrituras con detenimiento o se ha dejado llevar por las opiniones de otros. Siempre eso me lleva a sentir compasión por la persona confundida. Me encanta el ejemplo de mi Señor. Él no se burlaba, no atacaba, no ridiculizaba ni ignoraba a las personas que abiertamente demostraban su falta de conocimiento o forma inapropiada de enfrentar sus conflictos. Jesús sentía compasión por quienes estaban confundidos. Miraba a su pueblo como ovejas sin pastor. Dice la Biblia que sus entrañas se conmovían por la situación de las personas en necesidad. Eso mismo siento cuando recibo las preguntas, afirmaciones o conclusiones de las personas que me escriben. Cuando me consultan personalmente o en el tiempo de preguntas en mis conferencias, demuestran que ignoran las Escrituras, las interpretan mal o que están en una gran necesidad.

Mi labor de intérprete de las Sagradas Escrituras, mi amor por la teología, mi corazón pastoral, mis responsabilidades como conferencista, escritor y consejero me mueven con pasión a buscar una respuesta con fundamento bíblico. Es mi deseo que estas respuestas también estén influenciadas por el conocimiento del ser humano y que otorguen consejos en forma práctica que ayuden a las personas a salir de sus situaciones terribles.

### Si usa las Escrituras, úselas bien

Es muy conocido y real el dicho que reza que un texto fuera de su contexto es un pretexto. Eso es precisamente lo que hacen muchas personas que intentan prohibir o alentar determinados comportamientos sexuales. Esto es especialmente cierto cuando no están de acuerdo con algo o quieren oponerse a alguna práctica que su cónyuge desea usar en su vida sexual matrimonial. Algunas personas mencionan versículos de la Biblia para fundamentar su argumento. Pero, ¡sorpresa!, en muchas ocasiones el pasaje de las

Escrituras estudiado bien e interpretado de acuerdo a su contexto enseña precisamente lo contrario de lo que la persona afirma o más bien permite lo que la persona en su mente ha decidido prohibir. He conversado con muchas mujeres que creen que sus maridos son carnales porque bromean con ellas acerca de partes de su cuerpo o por aspectos de la sexualidad. Creen que su marido es carnal por desearlas mucho o porque rápidamente se excita y piensa en sexo cuando se abrazan y se besan. Es que algunas personas solo asocian la carnalidad con todo lo que tiene que ver con la vida sexual y no se dan cuenta que ellas pueden ser más «carnales» al fallar en otras áreas, tal como lo que enseña Pablo a los corintios.

En el capítulo 3 de su Primera Carta a los corintios, Pablo describe algunos tipos de carnalidad muy comunes. Me refiero a aquella que resulta de los celos, las divisiones, las contiendas y las disensiones que obviamente son actos de inmadurez.

Pablo dice: «De manera que yo, hermanos, no pude hablaros como a espirituales, sino como a *carnales*, como a niños en Cristo. Os di a beber leche, y no vianda; porque aún no erais capaces, ni sois capaces todavía, porque aún sois *carnales*; pues habiendo entre vosotros celos, contiendas y disensiones, ¿no sois *carnales*, y andáis como hombres? Porque diciendo el uno: Yo ciertamente soy de Pablo; y el otro: Yo soy de Apolos, ¿no sois *carnales*?» (1 Corintios 3.1-4)

Esta porción de las Escrituras describe problemas en las relaciones interpersonales en la vida congregacional, pero tiene la misma aplicación en la relación conyugal. Vivir en un mundo de celos, tener actitudes que generan contiendas y disensiones, hostilidades, discordias, rivalidad, oposiciones, controversias y discusiones, son actos de carnalidad. Hay cónyuges que por sus conceptos erróneos generan controversias y discusiones que producen discordia y desunión. Por otra parte, vivir en un mundo de cariño y toques sensuales, conversaciones y bromas sobre su vida sexual y caricias en las partes íntimas, son prácticas que llevadas a cabo con prudencia, ternura y alta moralidad, pueden ser resultado de la santidad en su relación íntima conyugal. No existe pecado en hablar de la intimidad entre esposo y esposa.

*«Vivir en un mundo de cariño y toques sensuales, conversaciones y bromas sobre su vida sexual y caricias en las partes íntimas, son prácticas que llevadas a cabo con prudencia, ternura y alta moralidad, pueden ser resultado de la santidad en su relación íntima conyugal».*

## Cuidado con la mundanalidad

Al escribir este libro mi más grande motivación es explicar con claridad acerca de la pureza de la maravillosa vida sexual. Es mi anhelo que las personas no sean influenciadas por la mentalidad y filosofía de sexualidad torcida y desmedida que encontramos en la sociedad. El sexo no es malo, pero la mentalidad sin Dios ni principios morales promueve estilos, formas e ideas que sí son malas, no solo para la salud física, sino también la salud emocional y espiritual. Por otra parte, es mi anhelo que quienes no disfrutan de intimidad debido a sus conceptos legalistas y que están poniendo en peligro su relación matrimonial, sigan odiando y rechazando el libertinaje, sin desechar la libertad.

La Biblia no solo hace llamados claros, sino que nos entrega mandamientos directos, para que los cristianos luchemos con todas nuestras fuerzas para vivir una vida de pureza. El apóstol Pablo nos muestra en sus cartas el profundo amor de Dios, sus claras enseñanzas y nos exhorta a vivir como Dios espera. Él deja claro que somos nosotros los que disfrutaremos de los beneficios de la pureza. Dios no tiene la intención de impedir que disfrutemos de la vida sexual. ¿Cómo puede pasar ese necio pensamiento por la mente inocente de un ser humano si fue Él quien la diseñó para que sea excitante y hermosa? Sin embargo, solo se mantiene así cuando decidimos operar dentro de los límites de la pureza.

En Primera de Tesalonicenses 4 encontramos consejos sabios que motivan a vivir en la pureza. Pablo en esta carta ha tomado el tiempo necesario para pensar su argumento, está diciendo cosas muy importantes inspirado por el Espíritu Santo. Pablo amaba a los tesalonicenses y deseaba que ellos disfrutaran de las consecuencias hermosas de vivir una vida de alta moralidad. Les había instruido fielmente como maestro, fue un gran expositor de la verdad, fue un talentoso apóstol y el portavoz divino de principios sanos en un mundo decadente. Pablo había entregado su alma a los hermanos de Tesalónica, una ciudad griega ubicada al norte de Corinto. Esta era una iglesia joven que ya existía unos dos o tres años antes de que escribiera la carta. Ellos necesitaban madurar en su fe y recibir serias advertencias sobre el peligro de dejarse influenciar por el estilo de vida de quienes no tenían los valores cristianos.

Después de tener algo de tiempo para reflexionar luego de su visita, y después de haberles enseñado, decidió escribirles una carta para decirles que tuvieran mucho cuidado con el estilo de vida de las ciudades que le rodeaban. Les pidió que fueran diferentes a los romanos, les exhortó a que fueran diferentes a los griegos. Les pedía que no siguieran el ejemplo de los líderes políticos que les rodeaban, sino que fueran distintos. Que vivieran con dignidad y que fueran buena propaganda para el nombre de Jesucristo, tal como él lo estaba siendo con su ejemplo de vida. Note lo que Pablo dice en 1 Tesalonicenses 4.1: «Por lo demás, hermanos, os rogamos y exhortamos en el Señor Jesús, que de la manera que aprendisteis de nosotros cómo os conviene conduciros y agradar a Dios, así abundéis más y más».

Creo que cuando los tesalonicenses leyeron esta carta recordaron aquellos días cuando se sentaban a escuchar lo que Pablo tenía que decirles sobre cómo debían caminar en esta nueva vida. Eran nuevos creyentes y necesitaban recibir instrucción sobre cómo debían separarse del estilo de vida antiguo, de la vida pecaminosa que habían tenido y debían aprender a vivir de una manera diferente. Pablo les estaba diciendo: «Recuerden como yo les instruí acerca de cómo caminar y agradar a Dios. Les motivé a que continuaran viviendo como actualmente lo hacen; pero ahora les pido que abunden más. Les motivo a que lo hagan mejor, quiero que hagan todo esfuerzo por sobresalir, que vivan mejor que como están viviendo».

Usted y yo sabemos que cuando Dios escribió su Palabra de ninguna manera estaba simplemente tratando de llenar espacios. Las palabras han sido escogidas cuidadosamente y en el orden adecuado, para que nosotros entendamos lo que el Señor quiere decirnos y determinemos vivir como Él quiere. Pablo sabía lo que estaba diciendo. Él quería comunicarles que su estilo de vida no solo debía ser puro, sino que debían buscar abundar en pureza. Note lo que dice el versículo 2:

«Porque ya sabéis qué instrucciones os dimos por el Señor Jesús; pues la voluntad de Dios es vuestra santificación; que os apartéis de fornicación».

Estas son palabras claras y que tienen una importante connotación para nuestros días. Pablo dice que no solo es su deseo de amigo y consejero espiritual, sino que está expresando la voluntad correcta de Dios. La palabra «santificado» significa «ser apartado para Dios». La voluntad de Dios es que actuemos como personas separadas para Él. Pablo dice que los cristianos deben ser distintos porque la voluntad de Dios para nuestra vida es que seamos diferentes a toda cultura que nos rodea. Pablo dice a los Tesalonicenses: «Debido a que son cristianos deben tener un estilo completamente diferente a los griegos o a los romanos que les rodean. Ustedes son gente especial. Deben amar la voluntad de Dios, y la voluntad de Dios es que ustedes se abstengan de toda impureza sexual».

*Una muestra de la triste historia*

Me encanta estudiar historia. Luego de investigar un poco, descubrí que según los historiadores, la situación de la sociedad de aquel tiempo era muy complicada.

Se decía que un judío debía morir en vez de cometer asesinato, idolatría o adulterio. Pero, trágicamente, el divorcio era algo muy fácil en aquella época. Se abusaba de la ley deuteronómica que establecía que un hombre podía divorciarse de su esposa si la encontraba inmunda o en algún asunto vergonzoso. Entonces, ellos se tomaron el tiempo para definir qué era vergonzoso. Los rabinos más estrictos confinaron esta declaración como una descripción del adulterio y solo al adulterio. Sin embargo, otros legalistas pensaron que podría ser vergonzoso y causal de divorcio cualquier acto de repudio de acuerdo al criterio interesado del hombre. Por eso muchos se fueron al extremo de creer que podían divorciarse porque la mujer le ponía demasiada sal a la comida, o porque salía a la calle sin cubrir su cabeza, o si ella hablaba con un hombre en un lugar público, o discutía en forma irrespetuosa con los padres del esposo, frente a su cónyuge. En todos esos casos y otros, el hombre tenía razones para el divorcio.

Permítame seguir citando lo que dice la historia.

Séneca dijo: «Las mujeres fueron casadas para divorciarse, y divorciadas para casarse». En Roma los años se identificaban usando los nombres de los cónsules de la época; pero se decía que una mujer a la moda identificaba los años por el nombre de sus esposos. Juvenal cita un ejemplo de una mujer que había tenido ocho esposos en cinco años. Esto nos muestra que la moralidad estaba muerta en el primer siglo.

En Grecia la inmoralidad siempre había sido muy popular. Algún tiempo atrás, Demóstenes había escrito: «Tenemos prostitutas para el placer, tenemos concubinas para las necesidades corporales diarias y tenemos esposas para que engendren a nuestros hijos y para que guarden fielmente de nuestros hogares».

Otro hombre de la historia escribe lo siguiente: «Hubo un pecado que barrió como cáncer a través de Grecia y finalmente invadió Roma: la homosexualidad». Es fácil entender que todo esto afectó negativamente al mundo antiguo. Hombres tan respetados como Sócrates la practicaron. Se dice que el diálogo escrito por Platón, llamado *El Simposio*, es uno de los escritos más grandes sobre el tema. Catorce de los quince emperadores romanos practicaron este vicio antinatural. En ese mismo tiempo Nerón era el emperador y había tomado a un muchacho llamado Sporus y lo había castrado. Y luego, lo hizo casarse con él celebrando una ceremonia de matrimonio completa. Luego lo llevó en una procesión a su palacio y vivió con él como si fuera su esposa. Con una increíble inclinación hacia el vicio, Nerón también se casó con un hombre llamado Pitágoras. Cuando Nerón fue eliminado y Otto llegó hasta el trono, una de las primeras cosas que hizo fue tomar posesión del muchacho llamado Sporus, quien había sido castrado. Más tarde el nombre del emperador Hadrian estuvo siempre asociado con un joven bitinio. Vivió con él inseparablemente y cuando murió lo deificó y cubrió muchos lugares con estatuas que lo inmortalizaron.

Creo que si Pablo tuviera que regresar a nuestra época de ninguna manera estaría asustado. En sus tiempos también fue testigo de una sociedad impura. Él salió de ese mundo pecaminoso. Por lo tanto, cuando tomamos el Nuevo Testamento y estudiamos carta por carta, no podemos describir una época puritana. La realidad es que se describe a un mundo pecaminoso y lleno de inmoralidad.

Aunque estudiar la historia es interesante, creo que es una descripción triste y real de la terrible pecaminosidad del hombre y la gran tarea que tenemos por delante de vivir en pureza.

## Un llamado a vivir en pureza

Pienso que la gran diferencia que existía en ese mundo era la pureza de la iglesia. Pureza que no debía perderse. De ninguna manera estoy diciendo que los cristianos eran perfectos pues el único perfecto en este mundo fue Jesucristo. Sin embargo, los líderes continuaban motivando a los creyentes para que la iglesia siguiera luchando con todas sus fuerzas por mantener la pureza. Los líderes de la iglesia tenían una línea de oposición muy dura contra la vida pecaminosa. Existía disciplina en la iglesia para quienes intentaban vivir una vida de hipocresía, y la iglesia continuó siendo un pilar de la pureza pese a la sociedad impura que la rodeaba.

Por lo tanto, no debe sorprendernos cuando tomamos una carta como Tesalonicenses, escrita por Pablo solamente unas seis semanas después de haber sucedido esto en su presencia, y leer en ella duras palabras acerca de la pureza sexual. No debe sorprendernos si encontramos en sus escritos una represión a este estilo de vida pecaminoso. No solo el llamado del apóstol era a que no lo practicaran, sino que tampoco se alegraran con los que lo hacían. De otra manera, ¿cuál sería la diferencia entre la iglesia y el mundo?

El señor Vance Havner estaba en lo correcto cuando escribió: «La iglesia ha llegado a ser tan mundana y el mundo tan eclesial que usted difícilmente puede encontrar diferencia entre los dos».

La verdad es que los mandamientos divinos no han cambiado. El mundo de pecado e inmoralidad puede cambiar, pero no el Dios de verdad y sus demandas de alta moralidad. Las prácticas sexuales en la sociedad de los tesalonicenses, como en nuestros días, carecían de moralidad y existía una constante búsqueda de satisfacción de las pasiones. Esta es una de las pocas oportunidades en que en el Nuevo Testamento se nos instruye en forma directa para que determinemos vivir en abstinencia total. Pablo dice que Dios requiere que los casados y solteros tengan abstinencia sexual total cuando se trata de relaciones sexuales fuera del matrimonio. Dice 1 Tesalonicenses 4.3: «Pues la voluntad de Dios es vuestra santificación; que os apartéis de fornicación».

La santidad cristiana, dice Pablo, requiere de la abstinencia de toda fornicación. La santidad demanda total rechazo a la inmoralidad sexual, sea con el sexo opuesto o con alguien del mismo sexo. Note que el apóstol no solamente entrega un mandamiento, sino que, además, incluye un consejo positivo y luego un consejo negativo.

Examine 1 Tesalonicenses 4.4: «Cada uno de vosotros sepa tener su propia esposa en santidad y honor». Este mandato nos indica que cada persona es responsable de su situación. Que la búsqueda de la satisfacción de nuestras necesidades sexuales es legítima, pero que para que sea de acuerdo al diseño divino, debe practicarse dentro del marco del matrimonio. Además, dentro de esa relación debe existir una práctica sexual matizada por la santidad y el honor del cuerpo y las emociones de los cónyuges. No podemos controlar a otra persona, pero sí debemos aprender a controlar nuestro propio cuerpo. Tenemos que aprender a vivir con tanto dominio propio que no permitamos que nuestros cuerpos y emociones nos dominen y alteren nuestras convicciones.

La santificación en este pasaje está directamente relacionada con el cuerpo. A Dios le agrada, y sabe que es bueno, que seamos buenos mayordomos de nuestro cuerpo. Cuando examinamos el Nuevo Testamento encontramos constantes exhortaciones a vivir con pureza corporal. El Señor lo exige porque encaja en su modelo divino de relación conyugal.

Pablo escribe en Romanos 12.1: «Os ruego por las misericordias de Dios que presentéis vuestros cuerpos en sacrificio vivo, santo, agradable a Dios, que es vuestro culto racional». Es nuestro cuerpo el que tiene que ser sacrificado, no nuestra alma, no nuestro espíritu. Es nuestro cuerpo el que debe ser presentado delante de Dios con las marcas de la pureza. Romanos 6 dice que no debemos permitir que los miembros de nuestro cuerpo; es decir, nuestros ojos, oídos y demás órganos, sean presentados como instrumentos de injusticia, sino de justicia delante de Dios. Primera Corintios 6.15 dice: «¿No sabéis que vuestros cuerpos son miembros de Cristo?». El versículo 19 nos advierte: «¿O ignoráis que vuestro cuerpo es templo del Espíritu Santo, el cual está en vosotros, el cual tenéis de Dios, y que no sois vuestros?» Y en el versículo 20 se nos dice: «Glorificad, pues, a Dios en vuestro cuerpo». Pablo nos entrega la gran responsabilidad de ser los administradores sabios de nuestros cuerpos.

Nuestra tendencia es pensar que el pecado es pecado y que no importa lo que ocurra, todos los pecados tienen las mismas repercusiones. Pero esto no es lo que dice Pablo en 1 Corintios 6.18: «Huid de la fornicación. Cualquier otro pecado que el hombre cometa, está fuera del cuerpo; mas el que fornica, contra su propio cuerpo peca».

Pablo claramente nos exhorta a huir de la inmoralidad sexual. También nos dice que los otros pecados están fuera del cuerpo. Dios sabe que el pecado sexual tiene el poder de destruir no solo nuestra relación espiritual y nuestra vida emocional, sino que también produce severas consecuencias físicas. Nos advierte que hay diferentes consecuencias que sufre la persona como resultado de la carnalidad. Es evidente que Dios quiere resaltar una distinción entre este pecado y otros.

La inmoralidad conduce a la ansiedad, al conflicto, a la culpa e incluso a la enfermedad física. Esto sin mencionar las heridas emocionales permanentes que sufren los familiares inocentes. Esta es la amarga cosecha que segamos cuando sembramos las semillas de la impureza. Todos hemos escuchado el dicho: «Sembramos un pensamiento, cosechamos una acción; sembramos una acción y cosechamos un hábito; sembramos un hábito y cosechamos un carácter; sembramos un carácter y cosechamos un destino».

No cabe duda que nuestros malos pensamientos nos pueden conducir a terribles consecuencias. Solo mediante el poder de Dios y la presencia de Cristo en nosotros, y la práctica de sus principios, podemos empezar a sembrar las semillas de rectitud. Las enseñanzas sobre la pureza son clave pues sin descubrir los tesoros de la intimidad diseñada por Dios no podemos vivir en pureza. Cuando pensamos mal, actuamos mal. Una vez más quisiera citar lo que este escritor ruso, no cristiano, llamado Sorokin, dijo: «A través del uso de las drogas, un adicto intenta aliviar sus tensiones, sus dolores y experimentar las más intensas formas de placer sexual. Mientras más se involucra el individuo en el uso de la droga más se enreda en sus tentáculos. Mientras más usa droga, más cambia su personalidad. La adicción sexual no representa una excepción a estas reglas. Si un individuo se dedica a la búsqueda de los placeres sexuales, comenzará a crecer en él la inclinación sexual a tal punto que este poder cambiará todo su sistema de vida y su comportamiento humano». Sigue diciendo Sorokin: «Esto es muy similar al cambio de un motor y todo el mecanismo que rodea al motor de un automóvil. Externamente el automóvil puede lucir igual; pero todo su sistema interior y el poder que tenía llega a ser muy diferente de lo que fue anteriormente. Esta inclinación sexual se ha declarado como la fuerza más vital del comportamiento humano. En el nombre de la ciencia se ha dicho que la total satisfacción sexual es una condición necesaria para la salud y la felicidad».

Agrega este escritor: «Las inhibiciones sexuales son vistas por la sociedad como la fuente más grande de frustración, y de las enfermedades mentales, físicas, y la criminalidad. La castidad sexual es ridiculizada como una superstición. La lealtad nupcial es estigmatizada como una antigua hipocresía. El padre es pintado como un tirano celoso, deseoso de castrar a sus hijos para prevenir el incesto con su madre. La maternidad es interpretada como una momia que destruye la vida de sus hijos».

En su descripción de la sociedad este escritor soviético agrega: «El tradicional hijo de Dios, creado a la imagen de Dios, ha sido tornado en un aparato sexual movido por el instinto, preocupado por asuntos sexuales, aspirando a pensar y a soñar principalmente en relaciones sexuales. Nuestra sociedad se ha convertido en una civilización tan preocupada por el sexo que parece que sale por todos los poros de la vida americana».

Usted sabe que esto es cierto no solo en un país, sino en la gran mayoría del mundo. El sexo es incluido en la gran mayoría de los anuncios comerciales y nuestros hijos constantemente están en contacto con esta mentalidad y la presión de la sociedad. No existe un día en que no se escuchen declaraciones, presentaciones camufladas y a veces abiertas que muestran a la inmoralidad como algo saludable. El peligro es que los seres humanos nos acostumbramos tanto a la contaminación que nuestros ojos ya no lagrimean; nuestras conciencias ya no nos aguijonean, y nuestras caras ya no se sonrojan.

Tratamos de enseñar de vez en cuando algún tema de familia, y casi nunca se habla de sexualidad en la vida conyugal. Para muchas iglesias es un tabú hablar de sexo y matrimonio. Muchas congregaciones no permiten que el tema se toque abiertamente en las reuniones de jóvenes y muy pocas invitan a expertos en el tema para que presenten bases bíblicas y pláticas profesionales. Sin embargo, los medios de comunicación continúan inundándonos con imágenes de inmoralidad. P. A. Sorokin, ex profesor de sociología en Harvard, observó la amplitud de este bombardeo implacable: «Nuestros escritores se han dado a preocupar cada vez más por las alcantarillas sociales ... el dormitorio de la prostituta, el prostíbulo de baja ralea, la cueva de los criminales, ... el club de políticos deshonestos, una pandilla callejera de delincuentes adolescentes, una prisión repleta de odio, un barrio infestado por el crimen, la corte de un juez pillo, las aventuras sexuales de los cavernícolas y violadores urbanizados, los enredos de adúlteros y fornicarios, de masoquistas, sádicos, prostitutas, queridas, donjuanes. Porciones de amor, orgasmos y líbidos se preparan y sirven seductoramente con todos los aderezos (P. A. Sorokin, citado por Billy Graham en *World Aflame* [*Mundo en Llamas*] (New York, N.Y.: Pocket Books, 1965), pág. 18).

Ese bombardeo continúa. Esa presión y lavado de cerebro poco a poco va influenciando aun a los cristianos y actúan sexualmente de acuerdo a lo que entienden. El hijo de Dios que desea sobresalir en su andar con el Señor debe tomar en serio este mandamiento. Vivir en pureza no solo da gloria al Dios que creó el sexo para las relaciones matrimoniales, sino que también nos provee de un saludable sentido de respeto propio y bienestar. A pesar de esto, el mundo y nuestra carne nos urgen desechar la santidad de Dios. El Señor dice que cada uno de nosotros debe aprender a vivir en pureza y dignidad.

Debemos honrar el nombre del Dios que nos trasformó en miembros de su familia y nos convirtió en reyes y sacerdotes para Dios el padre. Aunque el mundo y su filosofía nos repitan constantemente que somos libres para hacer lo que queremos y buscar nuestra satisfacción, Dios dice que eso es erróneo y que sufriremos consecuencias si desobedecemos. Aunque la filosofía mundanal nos diga que somos libres para satisfacer nuestras pasiones, Dios nos dice cómo debemos hacerlo, dónde, cuándo y con quién. No existe ninguna duda que Dios demanda nuestra santidad y lo hace por nuestro bien. Él desea que investiguemos profundamente en su revelación para que descubramos cuáles son los tesoros que Él incluyó en la vida íntima y que no podemos disfrutar sin someternos a la orientación divina. La santidad es tarea diaria de todo creyente. Se evidencia en las decisiones que tomamos y en las cosas que hacemos, hora tras hora, día tras día y en cada acto, incluyendo la vida sexual.

# CAPÍTULO TRES

———— ✒ ————

# EXPERIENCIAS TRISTES DEBIDO A PRÁCTICAS ERRÓNEAS

*«Si los cónyuges tienen prácticas erróneas en su vida sexual,
no solo experimentarán decepción y frustración,
sino que además prepararán el camino para una
destrucción inevitable».*

Dios creó al hombre y a la mujer con un profundo deseo de intimidad que tristemente no siempre satisfacemos a causa de nuestro pecado, rebeldía o ignorancia. Nuestra forma distinta de pensar y sentir sobre una misma experiencia nos lleva a desear cosas distintas en diferentes momentos. Por eso la vida sexual de una pareja no debe ser rutinaria sino dinámica. Las diferencias que existen entre mujer y hombre fueron creadas y diseñadas por Dios para nuestro bien. Simplemente tenemos que aprender a usarlas para nuestra mayor unidad y cercanía.

Estoy casi seguro de que si usted constantemente anhela una relación matrimonial diferente de la que tiene, entonces no tiene verdadera intimidad en su matrimonio. Usted no puede desear lo hermoso e íntimo si ya lo está disfrutando. La razón de su anhelo profundo de tener intimidad y cercanía en su relación conyugal es porque no existe.

Lamentablemente, y con más frecuencia de la que quisiera, escucho testimonios de parejas en las que ambos se sienten irrealizados a pesar de sus buenos deseos. No creo que exista un sentimiento de mayor frustración que el que experimentan los cónyuges que por cualquier razón no tienen una práctica sexual provechosa. Es que cuando no suplimos una necesidad que es tan fuerte tendemos a sentirnos sumamente decepcionados, y muchos optan por buscar satisfacer su necesidad a cualquier precio.

Las prácticas erróneas están basadas en ideas equivocadas, pero la forma incorrecta de pensar puede ser corregida. Tristemente muchas parejas prefieren seguir experimentando en la sexualidad sin tan siquiera haber entendido lo básico. Sin comprender nuestras diferencias, los gustos distintos y lo diversas que son las necesidades de un hombre y mujer es, imposible tener una relación sexual profunda. Debemos conocernos bien para poder relacionarnos bien, y para tener cercanía e intimidad integral debemos aprender a satisfacer las necesidades esenciales de cada sexo. No creo que exista un sentimiento de mayor satisfacción que el que experimentan los cónyuges que se conocen, se aman, y están dispuestos a tener intimidad integral con quien dicen amar.

## SI ES NATURAL, ¿PARA QUÉ APRENDER?

Hay gente que considera innecesario el buscar instrucción para entender bien su sexualidad, las necesidades de su cónyuge y la forma correcta de practicar sus relaciones sexuales. Algunos han creído que la práctica sexual saludable es un producto natural de la naturaleza humana. Es natural que la mayoría de los seres humanos anhelen satisfacer sus necesidades sexuales, pero no es natural saber cómo relacionarnos íntimamente.

El hombre y la mujer son muy diferentes, y no podemos conocer en forma natural al sexo opuesto. Somos diferentes y anhelamos cosas diferentes. Generalmente los hombres quieren acción, las mujeres quieren sentimientos. Frecuentemente las mujeres quieren menos frecuencia en las relaciones sexuales y los hombres desean más regularidad. Por lo general los hombres desean investigar nuevas técnicas y las mujeres prefieren acomodarse a pocos estilos. Estas diferencias en vez de llevar a los cónyuges a investigar sobre sus gustos, creencias y deseos para llegar a un acuerdo que satisfaga a ambos, generalmente les llevan a conflictos que agravan su situación. Comienzan a rechazarse y alejarse en vez de motivarse a la investigación y acercarse con pasión.

## Enemigos de las prácticas correctas

El libertinaje y el legalismo son dos grandes enemigos de las prácticas sexuales correctas. No pueden cumplir el propósito de Dios para la sexualidad humana quienes no han entendido el concepto de libertad, que es la única forma de evitar estos extremos.

El libertinaje es el abuso de la libertad que Dios nos entrega para tener placer en nuestros encuentros sexuales. El libertinaje lleva al desenfreno de las pasiones que pueden conducir a serias dependencias. Una de las más difícil de salir es de la dependencia sexual. La pornografía, las desviaciones sexuales, el sexo anal, las orgías, el intercambio de parejas, el sexo entre hombres o entre mujeres, todas son muestras de la carnalidad y de no tener fronteras morales y bíblicas para las pasiones humanas.

El legalismo es en cambio el otro extremo. El ver como pecaminoso lo que Dios ve como apropiado. Es ponerse restricciones en su vida sexual por una formación doctrinal errónea. El legalismo promueve reglas y restricciones en cosas que Dios ha dado libertad.

Dios anhela que vivamos en una maravillosa libertad. Quien entiende la sana doctrina y conoce la verdad determina vivir en libertad. Quien disfruta de su libertad tiene el permanente deseo y la habilidad de cumplir las guías establecidas por Dios. Así la persona se protege a sí misma de las posibles desviaciones y evita exigir a su cónyuge lo indebido.

## La necesidad de conocerse

La palabra «conocer» en algunas instancias se usa en la Biblia como el acto de relación sexual. Por supuesto, esto no significa simplemente unir los cuerpos sino es unirse integralmente con el conocimiento íntimo entre los cónyuges. Leemos en Génesis 4.1 que Adán conoció a su mujer Eva. La palabra «conocer» describe la primera relación sexual. Como producto de esta relación, Eva concibió y dio a luz a Caín y ella declara: «Por voluntad del Señor he adquirido varón». Esta declaración certifica que el acto sexual del hombre y la mujer era el instrumento elegido por la voluntad de Dios para traer al mundo un varón. Por eso afirmó que el sexo también fue creado por Dios para la multiplicación de los seres humanos. Fue Dios el que soberanamente estableció que el sexo fuera el método de reproducción y luego es Dios quién mandó al hombre y a la mujer a multiplicarse.

## Sexo y placer

Algunas personas cometen el error de creer que la vida sexual no es para disfrute y placer. O, en el mejor de los casos, piensan que se debe limitar a una cierta postura, algunos actos de ternura. Para ellos el sexo no es nada profundo, ni bien pensado, ni organizado, ni bien practicado. Pero la Biblia nos enseña que el sexo también fue creado para el placer dentro de la relación conyugal. Para apoyar mi declaración de que el sexo fue creado por Dios también para el placer, debemos estudiar en la Biblia el libro de Cantar de los Cantares, donde con un lenguaje poético este pequeño libro describe el placer sexual que se experimenta en la vida conyugal.

El mandato de Dios para el hombre fue traer descendencia a este mundo, para que la familia y la raza humana se propagara. No obstante, con absoluta seguridad también podemos descubrir en la Biblia que el placer sexual no es pecado cuando la relación íntima se lleva a cabo dentro del matrimonio y conforme a los principios divinos. Las descripciones que aparecen en este libro son bastante explícitas y de ninguna manera son una ofensa ante la presencia de Dios. De otra manera no estarían incluidas entre los libros inspirados por el Señor. Tampoco las palabras del proverbista están equivocadas, más bien con claridad nos presentan mandamientos específicos con respecto a la relación de un hombre con su esposa. Estas palabras dirigidas al hombre dicen: «Sea bendito tu manantial, y alégrate con la mujer de tu juventud, como sierva amada y graciosa gacela. Sus caricias te satisfagan en todo tiempo, y en su amor recréate siempre» (Proverbios 5.18-19).

El sexo en el Antiguo Testamento es mostrado como un regalo de Dios destinado no solo a procrear; sino también para la satisfacción de una de las legítimas necesidades humanas: el deseo de placer. El matrimonio fue ordenado por Dios para que en él, el hombre y la mujer encuentren satisfacción a sus necesidades físicas y emocionales. Por supuesto, que aunque hablo del sexo como placer personal, de ninguna manera esto debe interpretarse como que debe ser deificado o adorado. Es un grave error creer que el sexo es un fin en sí mismo, pues lo que sí es evidente es que es solo un medio para lograr fines loables. Si el acto sexual es la consecuencia de una buena comunicación y de una relación integral de la pareja unida en matrimonio, ha cumplido con el propósito divino. De lo contrario, se convierte simplemente en un acto carnal. Si la relación sexual no está fundamentada sobre la base del amor y del aprecio, si su cimiento no es una buena comunicación, indudablemente solo se convertirá en un acto de carnalidad y no en un acto de placer integral. De acuerdo con las enseñanzas bíblicas, la mujer fue creada por Dios para suplir las necesidades del hombre; pero de la misma manera el hombre fue creado por Dios para suplir las necesidades de la mujer. El uno sin el otro está incompleto. Si cualquiera busca exclusivamente su placer, sin buscar el placer integral de la persona amada, está hiriendo la dignidad de su cónyuge.

Cuando las relaciones sexuales funcionan adecuadamente, bajo los términos bíblicos y supliendo las necesidades de ambos cónyuges, se establece un nexo tan firme que puede hacer que el matrimonio perdure. El placer sexual debe ser una experiencia mutua. La primera unión sexual consumará la unidad de la pareja y las siguientes uniones sexuales continuarán renovando y sosteniendo aquella unidad a través de la vida. Se logrará el verdadero sentido si es que ambos cónyuges encuentran satisfacción en su experiencia sexual. Si uno de los cónyuges está solo buscando su placer y no es un tierno instrumento para la satisfacción de su pareja, si su meta es lograr gratificación individual en vez de compartir el placer sexual, el resultado será el resentimiento, nunca el contentamiento.

Lo más importante en las relaciones sexuales en el matrimonio es que la pareja aprenda lo imprescindible que es el respeto de los valores y los sentimientos de la persona amada y que aprendan en unidad el arte de satisfacerse mutuamente. Por supuesto, que esto no se logra súbitamente, más bien se requiere de una buena disposición a aprender, además de tiempo y paciencia. Por otra parte, creo que es errónea la actitud de algunos que creen que el sexo es algo pecaminoso y que debe ser evitado. En el Nuevo Testamento es clara la enseñanza que ordena a los esposos a no evitar la actividad sexual. Esto indica con claridad que el sexo no es algo que Dios solo permite y tolera por la debilidad humana, sino que es algo que está ordenado para que sea practicado normal y periódicamente en el marco del matrimonio.

> *«El sexo no es algo que Dios solo permite y tolera por la debilidad humana, sino que es algo que está ordenado para que sea practicado normal y periódicamente en el marco del matrimonio e incluye el maravilloso placer en la vida sexual».*

Es bíblico afirmar que el sexo fue creado para la propagación de la raza humana y para placer en todo encuentro sexual con su cónyuge. Dios espera que los cónyuges tengan relaciones sexuales pues conoce que el incumplimiento de esta labor pone en peligro la relación conyugal y les deja más vulnerable a las tentaciones. Usted puede comprobar el mandato divino si estudia las indicaciones del apóstol Pablo que aparecen en 1 Corintios 7.5. Es interesante notar que este categórico mandato aparece dentro de un contexto en el que Pablo habla sobre las relaciones sexuales dentro del matrimonio. Esto es lo que la Palabra del Señor manda: «No os neguéis el uno al otro, a no ser por algún tiempo de mutuo consentimiento, para ocuparos sosegadamente en la oración; y volved a juntaros en uno, para que no os tiente Satanás a causa de vuestra incontinencia».

Si usted analiza la enseñanza literal de este versículo, llegará a algunas sencillas pero claras conclusiones. En la declaración que dice «no os neguéis» existe una clara prohibición. Los cónyuges no deben rechazarse a menos que existan elementos pecaminosos que deben ser rechazados o también en caso de enfermedad. Sin embargo, en circunstancias normales, la única excepción es el haber llegado a un acuerdo que obviamente requiere el consentimiento mutuo y en el cual debe existir un propósito espiritual legítimo, pero tampoco debe permitirse que pase demasiado tiempo. Pablo dice que los cónyuges no deben negarse «a no ser por algún tiempo de mutuo consentimiento, para ocuparos sosegadamente en la oración». Luego agrega: «y volved a juntaros en uno, para que no os tiente Satanás».

Aunque el deseo sexual es natural, debemos ordenar nuestra práctica y aunque los deseos de ambos cónyuges son muy variables y sus necesidades distintas, ambos deben cumplir su deber. Sin embargo, para poder satisfacerse mutuamente deben ser sabios para llegar a acuerdos en su práctica.

## No al sexo fuera del matrimonio

Es un serio error y un serio pecado tener relaciones sexuales fuera del matrimonio. La fornicación es una gran enemiga de la práctica correcta. Siempre que en la Biblia se habla de sexo se refiere a parejas casadas. La palabra «fornicación» aparece más de 47 veces en la Biblia y en muchos pasajes se refiere a actos de inmoralidad en general y solo dos veces se usa para describir un acto sexual voluntario entre personas no casadas con alguien del sexo opuesto. Es decir, relaciones prematrimoniales.

Mucha gente se pregunta si Dios permite las relaciones prematrimoniales. En nuestra sociedad liberal algunas personas tienen la tendencia a pensar que para disfrutar de una adecuada relación sexual en el matrimonio hay que prepararse con anticipación y esto implica practicar el sexo antes de casarse. Esa es una práctica errónea y pecaminosa. Hay algunas personas que justifican sus acciones pecaminosas diciendo que el acto sexual realizado antes del matrimonio es una forma de preparación para el matrimonio feliz. Las mentes liberales se preguntan: ¿Cómo podemos saber si no hemos aprendido? ¿Cómo podemos aprender si no hemos experimentado? Están deseosos de aplicar un proverbio popular africano que dice: «Debes afilar la espada antes de salir a cazar». Los libertinos se preguntan: ¿No es eso también válido en la vida sexual? Recuerdo que alguien en cierta ocasión me preguntó: ¿De qué vale casarse si en el matrimonio me doy cuenta de que soy un impotente por no haber tenido el suficiente entrenamiento y no haber aprendido cómo usar ese poder que habita en mi cuerpo? ¿No existe peligro que los órganos sexuales permanezcan sin desarrollarse por no haber sido usados? Por supuesto que la respuesta es un rotundo «no». Ni la ciencia así lo cree y mucho menos estas interrogantes son contestadas positivamente en la Biblia.

En Cantares 8.6 encontramos una declaración radical al decir que el amor es tan fuerte como la muerte. Es extraña esta comparación en la Biblia, pero la verdad es que ambos, tanto el amor como la muerte, tienen algo en común y es que usted no debe buscarlos nunca antes del tiempo adecuado. Estas dos experiencias son muy poderosas. Si piensa que debe tratar de saber lo que se siente cuando uno está muerto intentando dormirse profundamente, está realmente equivocado. De la misma manera es absurdo tratar de saber cuál es la satisfacción que se siente como producto del verdadero amor, involucrándose en un acto sexual fuera de los límites de lo establecido por el Creador del sexo. Las condiciones en las cuales el verdadero amor debe ser experimentado son mucho más altas. Permítame hacer otra comparación que tal vez le puede ayudar a comprender mi punto de vista. Es como si usted quisiera intentar saltar con un paracaídas, pero debido al riesgo que implica, y por ser su primera experiencia, usted decide hacer un salto muy corto. De esta manera, usted decide subirse al techo de su casa o a un árbol muy alto. Sin embargo, una altura de ocho o diez metros no es suficiente para permitir que su paracaídas se abra. Así que si decide lanzarse, debido a que no es la forma en que el paracaídas fue diseñado para que funcione, lo más seguro es que se romperá el cuello. Usted necesita saltar de la altura adecuada y debe seguir las instrucciones del fabricante si quiere que el paracaídas se abra y así tener la posibilidad de aterrizar con seguridad. Este mismo principio se puede aplicar en el caso del amor verdadero. No debe tratar de disfrutar del alto vuelo de la satisfacción sexual matrimonial, que se sujeta a los principios divinos, saltando desde unos pocos metros. La experiencia sexual se desarrolla adecuadamente en las grandes alturas del matrimonio y solamente después de haber recibido la debida instrucción y el consejo bíblico. De acuerdo con la palabra del Señor, el momento en el cual se deben comenzar las relaciones sexuales es la luna de miel y no debe ser un acto fortuito o sin planificación. Debe ser el resultado de una planificación sabia de quienes han decidido unir sus vidas para siempre y someter su sexualidad a los principios y valores establecidos por el Creador de la familia y la vida sexual. Todos los que determinen ignorar a Dios y actuar conforme a sus pasiones pueden experimentar severas desviaciones. Las prácticas erróneas no bendicen nuestra sexualidad. La relación sexual matrimonial debe ser hermosa y satisfactoria. Lamentablemente, ya sea en mis sesiones privadas, conferencias o cartas, he escuchado muchos testimonios de experiencias tristes debido a prácticas erróneas.

### Si es tan bueno ¿por qué es tan malo?

Después de escuchar mi conferencia sobre la sexualidad en el matrimonio, una mujer me preguntó: «Si es tan bueno como usted dice, ¿por qué para mí es tan malo?» Esa pregunta me llevó a investigar un poco más sobre su vida y me di cuenta del grado de ignorancia que ella y su cónyuge tenían. Por supuesto que el deseo sexual es natural, pero eso no significa que no existan dificultades al tratar de tener relaciones sexuales con otra persona. Creer que debido a que es un deseo natural aprenderemos a disfrutarlo en forma natural es un error. Error que ha provocado que muchos matrimonios estén frustrados. Es cierto que el deseo es natural, pero no es cierto que una comprensión apropiada y profunda, y una práctica excelente sean automáticas.

> «El hecho de que el deseo sexual y la necesidad de satisfacción sean experiencias naturales, no excluye la responsabilidad de adquirir conocimiento y aprender ciertas técnicas para tener una provechosa intimidad».

Existe varias razones por las que tener relaciones sexuales satisfactorias, placenteras y convenientes no es automático ni natural. Por medio del relato de algunas experiencias describiré el dolor y la frustración que provoca la insensibilidad, la ignorancia o el desprecio de los valores divinos que regulan las relaciones sexuales saludables. Describiré algunas de las razones que producen malas consecuencias.

## Algunos no le dan importancia a la mala práctica

Tristemente, algunas parejas poco a poco se van alejando o perdiendo todo interés en las relaciones sexuales. He escuchado pocos testimonios de hombres pues generalmente es la mujer la que por alguna razón comienza a realizar esfuerzos por evitar mayores conflictos. Muchas veces es solo ella la que intenta satisfacer a su esposo para evitar la frustración de él, pero no tiene interés en buscar su propia satisfacción. A veces después de una larga enfermedad, en otras ocasiones por las constantes peleas o por el apuro del hombre en tener su relación ignorando la necesidad de preparación de su esposa, los cónyuges comienzan un proceso paulatino de alejamiento sexual que deja al cónyuge más activo en serio peligro de buscar alguna forma errónea de satisfacción de su necesidad.

## La historia de René

René compartió conmigo su triste historia. Llevaba siete años de casado y se describía a sí mismo como un hombre activo sexualmente. También describió a su mujer como pasiva. Con molestia dijo: «Ella prefiere tener relaciones sexuales cada tres o cuatro semanas y aún, creo que si pudiera siempre evitarlas, así lo haría». Admitió que por algunos años esto le había provocado gran frustración. Cuando pasaban las semanas sentía desesperación y pensaba que la espera era interminable.

Al hablar con su esposa, ella admitió que esto no era algo nuevo y que en realidad siempre había sentido lo mismo en su relación matrimonial. Aunque aceptó que al principio tenía más interés en tener relaciones sexuales con más frecuencia. Con marcado desinterés dijo: «Al inicio de nuestro matrimonio podía tener intimidad con mi marido por lo menos dos veces a la semana, pero luego se fue apagando el deseo».

Al preguntar si podía emitir un juicio más o menos acertado de las razones que provocaron ese rechazo, me comunicó que lo que más le molestaba era que pensaba que su esposo simplemente quería tener sexo con ella. Él tenía su orgasmo rápidamente y en muchas ocasiones ella no sintió nada y aunque al principio le molestaba, poco a poco empezó a rechazar cada vez más ese tipo de relación sexual. Ella no solamente quería unir sus cuerpos. Deseaba tener intimidad. Pero el rechazo constante y el sentimiento de ser usada provocaron el cansancio. Decidió que no fingiría su satisfacción y en vez de hablar con sabiduría y ponerse de acuerdo en buscar una solución, poco a poco comenzó a rechazar las relaciones sexuales.

Al momento de buscar mi asesoramiento la situación era crítica. Maribel solo estaba prestando su cuerpo para que él pudiera, por lo menos de vez en cuando, encontrar satisfacción. Admitió que hacía mucho tiempo que ella no tenía un orgasmo, aunque en ciertos momentos lo intentó porque lo necesitó.

La historia de René es impresionante. Ambos eran cristianos que participaban activamente en su congregación. Casi nunca había conversado sobre el tema y, en un par de oportunidades, René —cansado por el ayuno sexual de tantos días— se atrevió a demandar más regularidad. Como siempre, terminaron discutiendo y ni siquiera tuvo oportunidad de usar el cuerpo de su esposa para su satisfacción. Esto le llevó a masturbarse con mucha regularidad pues sentía una inmensa necesidad de satisfacer su pasión sexual.

Después de un tiempo, René decidió que satisfaría de alguna manera su necesidad sexual. Para estimularse comenzó a mirar películas pornográficas. Finalmente visitó un bar donde atendían chicas en bikini, y luego de unas tres visitas allí, comenzó a tener cercanía con una de ellas, hasta que después de unos meses de amistad comenzaron a tener relaciones sexuales. Su encuentro con una mujer experta en animar pasiones lo llevó a descubrir un placer que nunca antes había experimentado.

Admitió que comenzó a preocuparse por el bienestar de su amante y a ser generoso con ella. Además, se dio cuenta que había encontrado una persona que le entendía como nadie lo había entendido. Ella siempre estaba dispuesta a hacer cosas que él ni se imaginaba. Se sintió satisfecho y comprendido y finalmente, cuando sus pasiones vencieron todas sus convicciones, decidió abandonar a su esposa para irse a vivir con ella. Su amante era ocho años menor que él.

Pasó el tiempo, y poco a poco volvieron a aflorar sus convicciones. René comenzó a sentirse culpable y descubrió un gran vacío en su corazón. Batalló por semanas hasta que decidió hablar con su esposa y llegaron a mi consultorio. René, con gran confusión me preguntaba qué le había ocurrido. Muy apesadumbrado me decía: «¿Por qué estoy haciendo lo que estoy haciendo? Mi respuesta fue sencilla y complicada. Le dije que estaba deseando profunda intimidad, estaba buscando una relación interpersonal que llenara su anhelo de intimidad, estaba tratando desesperadamente de encontrar a alguien que pudiera satisfacer aquella pasión, estaba buscando alguien que le diera lo que él necesitaba y que sus pasiones habían destrozado sus convicciones. En ese momento él daba lo que fuera por obtener placer, aunque fuera con una prostituta.

Parece sorprendente que tantas parejas no le den importancia a lo que están viviendo y no conversen el tema y mucho menos que busquen solución.

René no estaba haciendo lo que debía para satisfacer a su esposa. Por otra parte, ni él sabía todo lo que necesitaba en su vida sexual, ni habló con su esposa ni tampoco buscaron ayuda seriamente. Movido por su necesidad decidió romper sus valores y buscar en otra persona que le ofreció y le dio lo que él creía necesitar. Pero luego descubrió lo que muchos todavía no entienden: tener sexo no es lo mismo que disfrutar de intimidad.

Sin tener relaciones sexuales normales con su esposa se sintió insatisfecho. Teniendo relaciones sexuales con esta mujer, casi todos los días, después de un tiempo igualmente se sintió satisfecho físicamente, pero insatisfecho y vacío emocional y espiritualmente. Con su amante tenía sexo pero no intimidad.

Si alguna vez René había tenido intimidad con su esposa, la había perdido mucho tiempo atrás. Me di cuenta que ninguno de los dos quería perderla. Que en lo más profundo de su corazón cada uno anhelaba satisfacción, pero en su tiempo y a su manera. Creo que toda persona activa sexualmente, si no fuera por sus valores, podría pagar cualquier precio con tal de encontrar lo que piensa que es intimidad. Aunque al romper las leyes morales absolutas establecidas por el Creador, el encuentro entre dos amantes se transforma en un encuentro corporal y profundamente emocional. Sin embargo, existe una desconexión espiritual que provocará una gran culpabilidad y finalmente un gran vacío.

*«Todos andamos en una constante búsqueda de intimidad pero por diversas razones no todos somos capaces de tenerla».*

## La búsqueda de la intimidad

Si fuéramos verdaderamente sinceros, todos admitiríamos que andamos en una constante búsqueda de intimidad. También tenemos que admitir que en muchas situaciones hemos cometido errores. En muchas ocasiones nos hemos sentido avergonzados de nuestras faltas y nos hemos preguntado cómo llegamos a cometer ese tipo de actos pecaminosos.

He notado que algunos traen conflictos desde su niñez. Otros han compartido conmigo su temor pues piensan que tienen algún problema físico que les impide tener intimidad. Otros me han comentado que sienten que Satanás los tiene atrapados y describen su impotencia, su frigidez y otros problemas de la vida sexual.

Por mucho tiempo busqué intimidad con Dios y con mi esposa pero nunca entendí cómo las dos metas que tenía en mente tenían alguna relación. He aprendido que la única manera de desarrollar piedad en mi vida y vivir en integridad es hacer todo esfuerzo por tener intimidad con Dios. Cuando tengo intimidad con Dios, soy motivado a tener intimidad con mi esposa. He llegado a la conclusión de que a menos que logremos tener intimidad con Dios, será imposible tener cercanía, empatía e intimidad en las relaciones conyugales.

Me di cuenta de que cuando no existe intimidad en nuestra relación matrimonial, Satanás utiliza todas las formas para tentarme y moverme hacia la búsqueda de ella. La intimidad es esencial y ningún matrimonio debería atreverse a dejar que pase el tiempo sin conversar. Nadie que viva insatisfecho debería guardarlo como el más grande de los secretos.

Cuando no existe intimidad en la relación matrimonial, Satanás busca nuestra área de vulnerabilidad porque el mantener una intimidad saludable es clave en la relación matrimonial. Una vez más le repito que cuando Dios nos creó, nos creó con la necesidad de tener una relación íntima con Él y una relación íntima con otras personas. Todos los que anhelamos tener una relación matrimonial saludable debemos entender estos dos puntos.

Hombres y mujeres tenemos la misma necesidad de intimidad, solamente que nuestro acercamiento a ella es diferente. Aunque no es mi intención estereotipar o generalizar, sí deseo que tenga una idea general de lo que ocurre con los diferentes géneros. Los hombres tendemos a enfocarnos más en las acciones en la intimidad, mientras que las mujeres tienden a enfocarse más en los sentimientos. Los hombres nos enfocamos en el contacto físico y por ello muchos hombres piensan que tener intimidad con su esposa es tener relaciones sexuales.

Las mujeres, al describir la intimidad, más bien describen sentimientos de cercanía asociados tal vez con la conversación, con el compartir, con la ternura, con el afecto, pero no necesariamente con el acto sexual.

La pregunta es: ¿Es la intimidad acción o sentimientos? La respuesta es: la intimidad es ambas cosas. En cierto sentido la intimidad es como la fe descrita en Santiago, capítulo 2. Existe en el corazón, pero la única manera en que usted prueba la existencia de su fe es por medio de las acciones.

Las acciones en sí no son intimidad. En realidad son signos vitales que prueban que la intimidad existe. Sin embargo, deben realizarse con ternura, amor y dignidad. Usted no puede reemplazar la intimidad con las acciones, tal como no puede reemplazar la fe con las obras, pero tampoco la intimidad significa solo sentimientos, así como una fe no se ve sin acciones.

Una fe que solo se proclama, pero que no incluye acciones, no es fe. En el mismo sentido una intimidad que no se expresa en acciones de ternura, tampoco existe. La verdadera intimidad es mucho más que tener una vida sexual, significa mucho más que el calor y el sentimiento romántico. Significa invertir tiempo y esfuerzo para satisfacer las necesidades mutuas, es compartir los secretos de nuestra vida, nuestras esperanzas, nuestros sueños y temores. Es compartir una relación física y emocional que es abierta, es libre, que va desde las palabras apropiadas al toque adecuado y la realización del acto sexual saludable.

## Algunos no conocen el comportamiento sexual normal

Si nunca hemos aprendido sobre lo que es normal o anormal en la relación sexual en el matrimonio, es imposible que sepamos cuando estamos actuando normalmente y cuando lo hacemos erróneamente. Podemos creer que estamos haciendo bien cuando en la práctica estamos perjudicando, no solo a nuestro cónyuge, sino también a nosotros mismos.

*«Si nunca hemos estudiado la Biblia y aprendido lo que es normal o anormal, lo que es rechazado o permitido en la relación sexual en el matrimonio, es imposible distinguir claramente si estamos actuando correcta o erróneamente».*

No podemos ignorar la importancia que tiene el trasfondo en el cual fuimos criados. Si en nuestra familia nunca se nos enseñó lo que era correcto, no sabemos lo que es normal en la vida sexual en el matrimonio. El lugar en que fuimos criados, la cultura que recibimos, el tipo de padres que tuvimos y las convicciones de las personas, fueron el medio ambiente en el cual nos criamos. Allí formamos nuestras ideas y convicciones. Allí aprendimos gran parte de lo que sabemos.

Los padres tienen la influencia más importante en la vida de un niño. Si ellos tuvieron pensamientos equivocados, así los transmitieron a sus hijos. Si ese medio ambiente no proveyó de la suficiente información con respecto a distintas áreas en la vida, fuimos dejados a nuestro propio criterio.

Muchos cristianos no conocen profundamente las Escrituras que pueden guiarnos y donde se encuentran las directrices apropiadas. Ellas nos dan dirección y sus principios nos orientan, pero cuando las parejas no la han estudiado, cuando se ha estudiado sin profundidad o hemos sido enseñados con buenas intenciones, pero erróneamente, no podemos tener relaciones sexuales saludables. He encontrado muchos cristianos confundidos por la falta de instrucción y otros totalmente equivocados por sus convicciones erróneas. Las religiones son normativas. Buscamos una religión para tener los valores que creemos son apropiados para conducir nuestras vidas. Lo que se nos enseña en las iglesias, en pequeña o gran medida, influencia nuestro pensamiento. En la iglesia que me crié recibí maravillosas enseñanzas. Aprendí a amar a Dios, a servir con diligencia. Aprendí muchas cosas, pero no tuve ninguna instrucción con respecto a mi vida sexual en el matrimonio. Tristemente muchos nunca han recibido instrucción, otros solo han recibido información obscena por medio de revistas pornográficas o comentarios de amigos o simplemente quedan dependientes de su propio criterio o casi de su instinto. No debe sorprendernos que tengamos tantos conflictos en el área de la intimidad en el matrimonio y que nuestros conceptos sean tan superfluos. Muchos de ustedes coincidirían conmigo en la afirmación de que no tuvieron educación sexual o que fue muy limitada. Por esto la practicamos en forma equivocada. Tristemente, por años, los padres y los líderes de las iglesias han guardado silencio. Consideran estos temas como «prohibidos» o se han sentido incapacitados para compartir información tan especializada y con buen fundamento bíblico. Otros no han tenido la libertad de hacerlo aunque tienen conocimiento y otros tuvieron más vergüenza que fundamentos bíblicos adecuados.

Esta realidad es triste porque las dos más grande fuentes de información correcta han guardado silencio. Debido a la falta de conocimiento que tenemos, debido a que hemos aprendido erróneamente, o debido a nuestra desobediencia, creamos situaciones destructivas en nuestras relaciones conyugales.

Lamentablemente, a diferencia de otros conocimientos que adquirimos porque los necesitamos para nuestro normal desarrollo, el conocimiento de la vida sexual lo ignoramos. Aprendemos de tantas fuentes que nuestra cabeza es una ensalada de ideas y no muchas de ellas buenas. Por ello tenemos pensamientos superficiales y anhelamos la profundidad normal de la relación sexual.

## Rosa y su experiencia impresionante

La respuesta que recibo en mis conferencias es que entre el noventa al noventa y cinco por ciento de los presentes nunca participaron antes de la boda, ni han participado hasta ese momento, de un curso sobre sexualidad saludable en la vida conyugal. Entre ese alto porcentaje estaba Rosa. Con lágrimas admitió que no sabía lo que era un orgasmo. Nunca lo había experimentado a pesar de sus cinco años de matrimonio. Su esposo no sabía lo que ella me estaba confesando, ni se imaginaba por qué ella rechazaba el encuentro sexual y que en vez de placer, sentía una gran molestia. He escuchado esta confesión decenas de veces. La primera vez me sorprendió, pero ahora entiendo el mundo de inocencia, religiosidad o ignorancia que viven algunas personas.

Es impresionante que en muchas de mis conferencias algunas mujeres admitan que no saben lo que es un orgasmo y que nunca han experimentado uno, a pesar de años de relación conyugal. Por eso, para ellas, como para Rosa, la experiencia sexual es destructiva por la increíble ignorancia.

## Manuel y sus errores por falta de conocimiento

Manuel no era un mal hombre pero ignoraba muchas cosas. Se había criado en una zona indígena, nunca había conversado sobre la vida sexual, nunca había recibido instrucción y lo único que había escuchado en alguna plática era incorrecto. Su mundo de legalismo e ignorancia comenzó a derrumbarse mientras compartía la maravillosa enseñanza que aparece en la Biblia. Solo fueron necesarias cinco sesiones para que se produjera un cambio abismal. Por primera vez Manuel había aprendido a ser cariñoso, a preparar emocionalmente a su esposa y a esperar a que su esposa tuviera el orgasmo antes que él. Rosa por primera vez había permitido que su esposo viera su cuerpo, lo tocara y disfrutaron una relación sexual desnudos. Manuel y Rosa vivían en un mundo de errores por falta de conocimiento y cuando escucharon consejos directos y pusieron en práctica las enseñanzas, encontraron un patrón de conducta saludable y bíblico donde comparar su errónea vida sexual. Ellos hicieron los cambios apropiados y experimentaron un sin fin de nuevas sensaciones.

*Algunos no conocen su propio cuerpo ni el de su cónyuge*

Otra de las razones para los conflictos en la vida sexual en el matrimonio es que muchos no conocen cómo su cuerpo responderá a determinados estímulos. No saben cuán sensibles son sus cuerpos. Se confunden por la reacción de su cuerpo frente al estímulo o no saben que el toque sensual cariñoso y respetuoso no es un juego, sino un paso necesario de preparación para tener una relación sexual tal como Dios la planificó. Después de todo fue Él quien diseñó al hombre a la mujer y la forma en que se desarrollarían sus relaciones sexuales.

Muchas casadas no están conscientes de cuales son sus partes más sensibles o ni siquiera permiten que les toquen ciertas zonas que ellas consideran prohibidas. No están conscientes de sus sentimientos, de sus deseos y mucho menos de sus necesidades. Incluso algunas se sienten culpables por querer demandar que su esposo haga algo porque ellas mismas tienen dudas si es bueno o malo.

La realidad nos indica que no importa qué haga su cónyuge para estimularle, si usted no revela sus áreas de mayor sensibilidad o impide ser estimulada, no podrá estar preparada para una buena satisfacción.

> *«No importa qué haga su cónyuge para estimularle,*
> *si usted no revela sus áreas de mayor sensibilidad o está*
> *llena de temores y complejos o ha decidido evitar la intimidad,*
> *no podrá experimentarla. Si no permite o no logra ser*
> *estimulada para tener una relación de intimidad provechosa*
> *nunca estará preparada».*

Para poder actuar responsablemente el cónyuge no solo debe conocer su propio cuerpo sino también el cuerpo de su cónyuge. Para esto es esencial que ambos sean sinceros y abiertos para comunicar sus sentimientos, deseos, gustos, temores e ideas con respecto a cómo mejorar su relación de intimidad.

*Ramiro y su rechazo al cambio*

Ramiro admitió que las relaciones sexuales no eran una gran necesidad para él, pero tampoco conocía que su esposa estaba insatisfecha. Cuando era niño, entre los cinco a los ocho años, la empleada de la casa manoseaba su pene casi diariamente. Al principio sentía un gran estímulo y lo aceptaba, pero luego fue sintiendo vergüenza y temor. Ahora, no tenía relaciones sexuales con su esposa con frecuencia, no permitía que ella le acariciara el pene y a pesar de que su esposa le había comunicado que lo que más le preparaba para la relación sexual eran las caricias de su vagina, Ramiro evitaba hacerlo. Luego abandonó el asesoramiento y a pesar de la ayuda recibida, nunca pudo superar su problema y continúan viviendo en una relación no saludable. Es lamentable que dos personas que pueden disfrutar de relaciones sexuales apasionantes y hermosas decidan no buscar el tratamiento profesional adecuado, no romper sus creencias erróneas y, por lo tanto, continuar en una relación matrimonial dolorosa. Muchos viven toda la vida sin superar sus problemas por falta de voluntad y por acomodarse a su «sistema» y no estar dispuestos a realizar serios esfuerzos para cambiar los patrones de conducta erróneos.

Como no conocen su propio cuerpo ni el de su cónyuge algunos no están conscientes de las diferentes maneras de estímulo ni de las diferencias que existen entre el hombre y la mujer en cuanto a la frecuencia del deseo sexual.

*Errores serios por ignorancia*

Muchos de los pacientes que he atendido en mi vida se han privado del verdadero placer sexual debido a la ignorancia. Son personas sinceras con buenas intenciones pero con mala información y falta de conocimiento. Elizabeth no comprendía que era perfectamente normal que no anhelara tener relaciones sexuales con tanta frecuencia. Por una parte, en momentos se sentía culpable al compararse con el deseo sexual expresado por su esposo, y por otro lado, a veces creía que Renato era un degenerado por desear tener relaciones sexuales tan seguidas.

Claudio no sabía que su esposa demoraba más en ser estimulada y erróneamente creía que debían tener un orgasmo simultáneo para experimentar el verdadero placer. La conclusión era que en muchas ocasiones no podía contenerse y eyaculaba cuando su esposa estaba alcanzando la excitación plena. La frustración de Alejandra era comprensible y el error de Claudio también. Él ni siquiera sabía, que en su caso, era mejor permitir que su esposa tuviera el primer orgasmo pues ella podría seguir teniendo otros, y que aún así podían disfrutar juntos en el primer orgasmo de él y el segundo de Alejandra.

Verónica tenía serios problemas pues su vagina sonaba cuando se lubricaba y sentía vergüenza de emitir sonidos con su boca y no quería respirar intensamente cuando estaba excitada. Por lo tanto, mientras batallaba contra la respuesta natural de su cuerpo y se enfocaba en evitarlo, estaba inhibiendo su expresión sexual natural, lo que la llevaba a perder la concentración que es clave para una mujer.

*Algunos no conocen qué es bueno y qué es pecaminoso*
Es increíble la cantidad de pensamientos erróneos que tiene la gente con respecto a lo que es o no pecaminoso en la relación sexual en el matrimonio. Aunque sus corazones, sus emociones y aun sus cabezas les dicen que algo es bueno, sus concepciones legalistas les impiden darse la libertad de disfrutar. Muchos rechazan prácticas que deberían aceptarse en la relación íntima conyugal.

> «*Solo los cónyuges que entienden bien lo que Dios rechaza pueden tener intimidad como Dios demanda*».

Zulma nació y creció en una congregación legalista. Había aprendido que el pecado de Adán había sido el sexo y que debíamos tener control absoluto de nuestras pasiones carnales. Su esposo también había sido criado en la misma congregación, pero se sentía mucho más culpable pues no podía contener su pasión y en algunos momentos había forzado a su esposa a tener relaciones sexuales. Zulma pensaba que solo debían unirse para tener hijos. Después de un tiempo de consejería nos reíamos pues ella no sabía que con una sola relación sexual podía quedar embarazada. Por lo tanto, para el bien de Carlos, podía tener relaciones sexuales hasta que ella se daba cuenta que estaba embarazada y la única forma en que podía detectarlo era cuando ya tenía una buena barriguita.

Margarita fue parte de una congregación donde le enseñaron que el hombre no debía ver su desnudez. Nunca se había estimulado pues no permitía que le tocaran sus partes íntimas y no se quitaba sus pijamas para tener relaciones sexuales.

## Algunos no saben manejar sus conflictos

El sexo puede convertirse en un arma destructiva efectiva. Podemos manipular y presionar. Es que cuando existen conflictos se interrumpen las relaciones sexuales y por lo tanto, la persona más activa sexualmente, por lo general el hombre, se siente castigada. Algunos hombres acostumbran exigir a sus esposas que tengan relaciones con ellos aun cuando apenas unas horas atrás hayan tenido una seria discusión. La mujer que se somete lo hace por no crear más conflictos o por temor, pero se siente usada y por lo tanto comienza a crear un sentimiento de rechazo.

Por otra parte, algunas mujeres tienen un fusible muy frágil y se enojan con facilidad. En ocasiones no solo permiten que «el sol se ponga sobre su enojo», quebrantando el mandamiento bíblico, sino que además permiten que pasen largos períodos de tiempo sin tener relaciones.

El mal manejo de los conflictos hace que las relaciones sexuales se conviertan en un arma destructiva de las relaciones íntimas.

No importa cuánto conocimiento tengamos, ni cuántas técnicas de estímulo conozcamos, de todas maneras es imprescindible que el matrimonio tenga una buena relación y sepa manejar sus conflictos personales. Los seres humanos vamos a cometer errores. La vida sexual no es algo que se sigue con un manual en la mano, punto por punto ni tampoco es algo que debe evitarse por largos períodos de tiempo. La vida sexual incluye a seres humanos que tienen emociones y sentimientos que pueden variar, pero el mandato bíblico es que los sepamos manejar tan sabiamente que no agravemos el conflicto innecesariamente.

# Capítulo cuatro

---  ✍❤  ---

## Elementos indispensables en una relación conyugal saludable

*«Pueden tener relaciones conyugales saludables los cónyuges que en su relación matrimonial no insisten en imponer sus ideas humanas y que están dispuestos a que su matrimonio refleje los mandamientos divinos».*

La intimidad —no solo el sexo— es lo que permite un desarrollo saludable de la relación conyugal. Por esto debemos comprender que es imposible tener intimidad cuando nuestra vida sexual está influenciada por la ignorancia, el orgullo, el egoísmo y las concepciones erróneas. Las personas pueden llegar a tener un orgasmo sin tener intimidad. Uno solo de los cónyuges puede sentir excitación y llegar al orgasmo, mientras el otro le presta su cuerpo tan solo para eyacular. Se puede eyacular masturbándose, se puede tener sexo violando a una persona, pero no se puede tener intimidad en ninguno de esos actos. La intimidad saludable, y como Dios la planificó, existe cuando hay una relación matrimonial educada, con una buena actitud, con respeto, con dignidad. La intimidad que necesitamos y que nos edifica existe cuando el cónyuge no busca solo su propia satisfacción, sino también persigue el deleite, placer y bienestar del ser amado. Solo existe verdadera intimidad en una relación conyugal saludable.

Las relaciones conyugales que producen paz y alegría, aun en medio de los conflictos que normalmente debemos enfrentar, son aquellas en las que existe intimidad entre los cónyuges. La intimidad en la vida conyugal es el resultado de una relación matrimonial apropiada. No podemos ser íntimos para tener una buena relación, debemos aprender a tener una buena relación conyugal y como resultado seremos íntimos. Mi libro no pretende exaltar o regular cómo podemos juntar nuestros cuerpos, aunque daré algunos consejos sobre como hacerlo de la manera más saludable. Mas bien intento compartir algunos consejos sobre cómo podemos tener corazones íntimos que se deleitan y disfrutan al máximo cuando sus cuerpos están juntos.

La intimidad integral y deseable se da en el contexto de las relaciones conyugales conforme a la descripción divina establecida en la Biblia. La relación conyugal entre dos personas que se ignoran, se maltratan o no se dan el respeto que ambos merecen no puede producir una relación íntima saludable.

> *«Una relación enferma no puede producir*
> *una relación íntima saludable».*

Los cónyuges violentos, que maltratan, que ignoran las necesidades de la pareja, que actúan con orgullo o que ignoran muchas cosas pueden tener relaciones sexuales, pero nunca tendrán intimidad integral que exalta la vida conyugal y la dignidad humana. Para que exista una buena relación matrimonial esta debe estar compuesta por algunos elementos, uno de los cuales es la intimidad, pero no es el único.

# ELEMENTOS NECESARIOS EN UNA RELACIÓN CONYUGAL

La receta para los conflictos matrimoniales es sacar a Dios de la vida conyugal. Cuando los cónyuges no tienen estándares y quedan a expensas de sus ideas y deseos, la lucha de poder es interminable. El choque de ideas y gustos, los gustos distintos sobre cómo y cuándo tener relaciones sexuales, así como la forma diferente de pensar, les llevará a conflictos permanentes. Sacar a Dios es un serio error pues Él es el Creador de la vida sexual y sabe cómo, para qué y por qué la puso en la vida humana. Él conoce bien su propósito y la forma como nosotros debemos practicarla para que resulte en la bendición y fuente de satisfacción que Dios planificó, y no en la maldición y fuente de insatisfacción que nosotros conseguimos con nuestras ideas antagónicas al propósito divino.

Estoy convencido de que sacamos a Dios de nuestras relaciones sexuales cuando tenemos ideas erróneas de ellas. Nuestras ideas erróneas nos sacan del propósito de Dios para la vida sexual. Si pensamos que las relaciones sexuales entre los cónyuges son pecaminosas y que no fueron diseñadas para tener placer, le estamos diciendo a Dios que su revelación bíblica no ha sido suficiente para convencernos. Si creemos que no podemos orar por nuestras relaciones sexuales, que no podemos orar el uno por el otro y aun orar juntos y agradecer a Dios por lo hermoso de la intimidad y lo hermoso de nuestra relación conyugal, entonces vemos la vida sexual como un mal necesario cuando es un bien indispensable diseñado por Dios y que debemos disfrutar.

Sacamos a Dios de nuestra vida sexual cuando decidimos operar independientemente de los valores cristianos. Él no puede habitar en una relación que incluye sadismo, bestialismo, abuso y explotación de otra persona. Cuando nos vamos a los extremos por ignorancia, rebelión o porque nunca hemos aprendido parámetros bíblicos, estamos rechazando el consejo divino.

Sacamos a Dios de nuestra vida sexual cuando existen pecados abiertos o escondidos. Cuando existe otro hombre u otra mujer que no sea su cónyuge. Cuando la persona tiene relaciones homosexuales, cuando los cónyuges están envueltos en pornografía y todo el mundo de fantasía al observar y desear a otras personas. Todas estas prácticas demuestran que tenemos un conflicto espiritual que afecta una relación normal. Cuando como resultado de su búsqueda de nuevas fronteras en su sexualidad, los cónyuges no tienen limitaciones y en su mundo de pasiones descontroladas se van a los extremos, rechazan la moralidad que Dios demanda. Cuando los cónyuges se involucran en el mundo pornográfico, preparan sus mentes para una insaciabilidad sexual que les lleva a sentirse insatisfechos con las relaciones sexuales normales con su cónyuge. Algunos, aun después de tener relaciones sexuales, no sienten plena satisfacción y buscan saciar su nueva pasión con la masturbación.

Nuestro Dios se agrada en los hijos que han aprendido a amarse tanto que sus relaciones conyugales se caracterizan por el respeto. Cuando los cónyuges actúan sabiamente, aun sus oraciones no tienen estorbo delante de Dios. Sin embargo, no ocurre lo mismo cuando los cónyuges no se dan la honra y el respeto que merecen. La Biblia nos enseña que a Dios le encanta tener una comunicación cercana con nosotros y por ello nos entregó el maravilloso medio de la oración. No obstante, existe un estorbo en nuestra comunicación con Dios aunque practiquemos la oración, cuando no vivimos con nuestro cónyuge con sabiduría ni le damos honor a nuestras esposas como vasos más frágiles (1 Pedro 3.5).

Aunque cada vez son más aceptadas las uniones libres y sin compromiso, la Biblia las condena. Aunque cada vez existan menos deseos de llegar a acuerdos con un alto compromiso moral y algunos prefieran tener relaciones sexuales fuera del matrimonio, Dios rechaza esa forma de desarrollar su sexualidad. Aunque existan personas que vivan su vida matrimonial en un completo desorden que produce frustración y el concepto de amor se limite a los sentimientos y la pasión, y la intimidad se conciba como juntar los cuerpos y aprender todas las técnicas que produzcan la mayor excitación, nosotros los cristianos debemos seguir practicando y proclamando las relaciones conyugales con fundamento en el diseño del Creador. Aunque toda la sociedad prefiera la perversión, los cristianos debemos preferir la santidad. Aunque la mayoría de la gente prefiera rechazar las ordenanzas divinas, nosotros los cristianos debemos estar siempre dispuestos a amarlas.

*«Aunque hoy muchos elijan la unión libre y el matrimonio sin compromiso legal, aunque algunos decidan vivir en encuentros pasionales sin basarse en altos valores morales, aunque la más profunda intimidad se confunda con la más grande excitación, nosotros los cristianos debemos seguir basando nuestra vida sexual en los sabios y estrictos conceptos divinos y no en las llamativas y apasionantes ideas de los hombres».*

## Elementos imprescindibles de una relación saludable

Estoy absolutamente convencido de que la verdadera intimidad no es el resultado de juntar cuerpos o de que los cónyuges tengan una profunda excitación. La intimidad como Dios la diseñó no solo debe ser correcta en su encuentro físico, sino también en la cercanía emocional y la relación espiritual. Para que se dé la intimidad que bendice nuestro espíritu, que exalta nuestras emociones y que satisface nuestras necesidades físicas, deben existir algunos elementos que permiten que la relación matrimonial sea grandiosa y produzca paz y realización. Al observar el modelo divino para la vida sexual, he descubierto algunos elementos imprescindibles de la verdadera relación matrimonial:

### El compromiso: Determinación personal a amar como Dios ama

No puede existir intimidad tal como Dios la planificó si no existe un compromiso genuino. Es cierto que el papel que firmamos no hace la relación conyugal. El matrimonio no es un papel, es una relación de amor que se formaliza y legaliza con un papel firmado. De la misma forma que mi nacimiento no es un certificado, sino que se legaliza cumpliendo requisitos legales, así también mi matrimonio no es un papel, solo debo legalizarlo como manda la ley. Así como mi nacionalidad no es un pasaporte, pero ese es un importante instrumento de identificación, así también mi casamiento no es un documento, pero ese documento es importante en el contrato legal que estoy adquiriendo. Los papeles firmados no son compromisos, sino instrumentos legales que nos permiten regularlo.

En algunas ocasiones me han preguntado si debemos continuar teniendo matrimonios civiles y religiosos, y si no sería mejor que como adultos hagamos simples pactos de amor. La idea detrás de esto es permitir que quienes quieren vivir juntos tengan los mismos derechos que los que han legalizado su relación conyugal. Algunos me han relatado experiencias de amigos que tenían una excelente relación como marido y mujer sin casarse y que cuando decidieron legalizar su matrimonio y casarse por la iglesia, comenzaron a tener más problemas que nunca. La verdad es que una mala o buena experiencia es una mala ley. El hecho de que haya personas que eligiendo la unión libre tengan una excelente relación no significa que por esa experiencia debemos hacer una ley que ordene el casamiento sin legalización. Tampoco debemos hacer una ley que elimine los votos matrimoniales en una iglesia y elimine su legalización conforme a la ley, solo por la experiencia negativa de quienes no tenían la madurez para seguir viviendo con amor y respeto una vez que firmaron sus papeles matrimoniales. Le pregunto: «¿Deberíamos dejar de firmar contratos de arrendamiento solo porque alguien vivió diez años sin contrato y pagó fielmente y cuando le exigieron que firmara un contrato dejó de pagar?»

Piense en este ejemplo tomado de los contratos de arrendamiento. Dos individuos se «enamoran» de dos departamentos similares en un mismo complejo y ambos deciden arrendarlos. Imagínese que uno firma contrato y al otro se le permite vivir solo con un compromiso de palabra. Suponga que después de un tiempo comienzan los problemas normales de la relación arrendador y arrendatario. Le pregunto: «¿Para quién cree usted que sería más fácil abandonar el departamento?» Por supuesto que es más fácil para la persona que no tiene contrato. Puede abandonar su pacto cuando le dé la gana pues no tiene un compromiso serio que cumplir.

Es cierto que el matrimonio está motivado por amor y debería funcionar por amor, pero eso no impide que se establezca con responsabilidad un claro y sabio contrato. Los límites, las responsabilidades y los derechos los hemos adquirido por amor, pero hay parámetros legales que ordenan nuestra relación. El matrimonio incluye un contrato y es una unión de amor. Es unión de amor profundo que se legaliza con un acuerdo y que se desarrolla mediante el establecimiento de las responsabilidades por la firma de un papel. No vivimos juntos obligados por un papel, sino unidos por el amor que nos juramos y por los sentimientos que teníamos cuando nos enamoramos y que teníamos que haber mantenido. El papel nos recuerda que nos estamos alejando de nuestro compromiso de amor y que en vez de romperlo con facilidad debemos continuar cumpliendo con responsabilidad. El compromiso entrega un mensaje maravilloso a nuestra pareja. A gran voz y con gran determinación le afirma «yo estaré contigo hasta la muerte y pese a todo lo que ocurra en nuestra relación, permaneceré firme en mi decisión».

### Definición de una hermosa responsabilidad

Nunca debe cambiar la responsabilidad que adquirimos al unir nuestras vidas por el amor que sentimos. Es cierto, como toda responsabilidad, nos presentará serios desafíos. Sin embargo, no porque existan conflictos en algún momento debemos determinar abandonar a nuestro cónyuge. Todo compromiso que adquirimos en la vida lo aceptamos sabiendo que a pesar de las dificultades debemos cumplirlo. Note lo que ocurre cuando compramos un automóvil a crédito. Después de mirarlo por todos lados y enamorarnos locamente de él, decidimos llevarlo a la casa. Aunque después de unos días ya no nos guste o nos comience a gustar otro automóvil después de dos años de uso, cada mes se nos recuerda que adquirimos un compromiso que tenemos que cumplir nos guste o no. Cuando nos casamos adquirimos un compromiso que no debe ser roto con facilidad o solo porque ya no nos gusta. Nuestro compromiso es «hasta que la muerte nos separe» y no «hasta que los conflictos se inicien».

El compromiso es la obligación que contraemos voluntariamente, movidos por nuestros propios anhelos y dispuestos a cumplirlo con fidelidad. El compromiso es la palabra dada, es la fe empeñada. En lo que se refiere a la vida matrimonial, es entonces la obligación que contraemos de respetar a la persona con quien hemos realizado el compromiso. Tenemos compromiso cuando decidimos respetar las responsabilidades que hemos contraído con nuestra pareja.

La relación de armonía y de paz que experimenta un matrimonio no surge de la nada. La relación de respeto y dignidad no aparece súbitamente en medio de lo complicado de la relación matrimonial. Las relaciones que cumplen la voluntad de Dios resultan de cumplir su voluntad. Las personas que determinan no vivir en armonía y unidad, sino que deciden vivir a su manera, no actúan en obediencia, y como Dios es justo, tarde o temprano pagarán las consecuencias. Nadie puede recibir buenos beneficios como resultado de su mal comportamiento, por lo que si elegimos vivir mal, viviremos mal. Si elegimos no enfrentar los conflictos con sabiduría, el otro camino que nos queda es la necedad y obtendremos los resultados que hemos elegido.

Por otra parte, se requiere de un gran compromiso con Dios y con su cónyuge, y se requiere mucho trabajo y paciencia para construir juntos una relación que soporte los embates de la vida. Las dificultades aparecerán en todo compromiso, incluyendo el compromiso matrimonial, eso es normal. Lo que no es normal es esperar que en el matrimonio no existan conflictos o imaginarnos que a pesar de nuestra desidia, los problemas se arreglarán.

*«Se requiere un gran compromiso, mucho trabajo y paciencia para construir juntos una relación que soporte los embates de la vida y nos permita vivir con excelencia».*

En la presencia de Dios hicimos una promesa de unirnos para toda la vida. Es verdad, nuestro compromiso fue con el Dios que creó la relación matrimonial y demanda permanencia, y con una persona con quien decidimos amar con excelencia. Nosotros aceptamos voluntariamente aquella responsabilidad de amarnos hasta que la muerte nos separe. No es un compromiso hasta el cansancio o hasta la enfermedad, es un compromiso hasta la muerte. Es un compromiso para conocernos, es un compromiso para respetarnos, para ayudarnos, para comprendernos, es un compromiso para buscar el bien común. No podemos tener intimidad con nuestro cónyuge si nuestro compromiso es volátil y débil. Podemos desarrollar la intimidad si estamos dispuestos a mantener nuestro compromiso de amarnos en toda circunstancia y hasta la muerte con ese hombre o mujer que hemos elegido. Recuerde que nuestro compromiso dice que amaremos a nuestro cónyuge sea más rico o más pobre, en salud o enfermedad, en tiempos de abundancia y tiempos de escasez. Esa promesa nos recuerda que nuestro compromiso es amar y ser amados tal como Dios nos ha mandado.

*Organización: Determinación a ordenar su relación conyugal conforme al estilo divino*

El segundo elemento importante de la relación conyugal y esencial para lograr la intimidad es la organización. La vida conyugal tiene un estándar alto que fue diseñado por Dios. En la relación existen normas de respeto, formas y mandamientos que deben ser respetados si queremos que exista esa conexión necesaria. La vida matrimonial saludable no es producto de la casualidad, se requiere comprender los límites y lo que es apropiado o pecaminoso en ella. No podemos entender en forma natural el diseño divino para las relaciones sexuales en la vida conyugal. Tenemos que entender su origen, su propósito y los elementos que son necesarios para poder desarrollarla en forma normal.

> «*La vida matrimonial saludable no es producto de la casualidad, se requiere de planificación y organización. En forma automática los seres humanos no sabemos cómo vivir conforme a los maravillosos planes divinos*».

Las relaciones sexuales no se convierten en una parte de la intimidad saludable solo con la práctica. Es necesario tener una buena actitud y la información precisa. En forma natural no queremos obedecer a Dios y someternos a sus principios, más bien movidos por nuestra naturaleza pecaminosa, nuestras pasiones y nuestra errónea concepción de la vida conyugal, tendemos a cometer errores y perpetuar pecados. En forma natural luchamos por hacer las cosas a nuestra manera, independientemente de lo que piense o sienta nuestro cónyuge. Por ello necesitamos aprender el orden de Dios, conocer a nuestro cónyuge y organizar la vida sexual en torno a las necesidades de ambos. La vida sexual de la pareja no debe dejarse al azar. La vida sexual no debe ser el resultado de la rutina por la falta de interés de uno de los cónyuges ni una aventura sin límites por el excesivo interés del otro.

Si tenemos el firme compromiso de permanecer en la relación conyugal, pero existe desorden en nuestra forma de vida, el matrimonio no funcionará apropiadamente. Es necesario que establezcamos un sistema que tome en cuenta los deseos y las necesidades de ambos. Todo debe evaluarse según los principios bíblicos que rigen la relación. El compromiso es indispensable, pero no es el único elemento. Puedo tener un compromiso con una causa, con una persona, con una organización, pero si no entiendo cuál es mi responsabilidad, cuál es el rol que debo cumplir, mi participación no será la más apropiada.

Cuando hablo de orden, no me refiero a formas o ideas humanas que son más movidas por las pasiones que por valores. El orden de Dios es que exista una relación monógama y que ambos cónyuges tengan satisfacción en su vida sexual, que es muy diferente a las pasiones que nos mueven a actuar en forma pecaminosa e inmoral.

Cuando hablo de organización hablo de ordenar su vida íntima no conforme a sus ideas y pasiones sino conforme a los consejos divinos y sus convicciones.

*«La vida sexual en el matrimonio no debe practicarse al azar o sin planificación. Debe existir sujeción al orden divino y comprensión de las necesidades humanas. No es posible tener intimidad como Dios la diseñó siguiendo solo las ideas y pasiones naturales y rechazando las más altas convicciones morales».*

Cuando existen orden y organización cada parte debe asumir su responsabilidad. Muchos matrimonios tienen graves problemas debido a que uno o ambos no cumplen sus responsabilidades. En ciertas ocasiones los cónyuges están tan enfocados en exigir sus derechos que se descuidan y no cumplen sus responsabilidades. Hay parejas que no tienen organización en su vida sexual y por dejarla al azar sufren grandes decepciones. Muchos no han organizado su mundo y no se han preocupado en dedicar tiempo a conocer a su cónyuge y por ello no pueden —aunque quieran contribuir a su satisfacción sexual. Cuando cada cónyuge ha ordenado su vida y sus pensamientos, cuando cada uno conoce a su cónyuge, cuando cada uno entiende que no solo es su responsabilidad hacer lo que sea necesario para su satisfacción sexual, sino también que debe proveer lo que es necesario para la satisfacción de su cónyuge, entonces las relaciones sexuales se ubican en el ambiente propicio para ser saludables. Cuando cada cónyuge entiende su responsabilidad, el rol que debe cumplir, las obligaciones que le corresponden, el matrimonio tiene buenos elementos para funcionar apropiadamente y se pueden esperar resultados hermosos.

Cuando anhelamos tener intimidad, pero la queremos conseguir conforme a nuestros deseos y pensamientos, ignorando las necesidades de nuestro cónyuge, no solo experimentaremos decepción, sino que le causaremos un terrible sufrimiento a nuestro cónyuge.

Estoy convencido que no existe verdadera intimidad sin un verdadero compromiso matrimonial. No puede existir intimidad cuando vivimos en el más completo desorden y seguimos nuestras ideas en vez de consultar, estudiar y aprender cuál son las ideas divinas.

La organización de los cónyuges entrega un mensaje maravilloso. Ella proclama a gran voz: «Me importa tanto esta relación que no la dejaré al azar, la organizaré de tal forma que sea beneficiosa para ambos».

## Amor: Sentimiento profundo que imita al Creador

Otro elemento imprescindible para tener una relación saludable es el amor. Por supuesto, para tener una relación conyugal debemos tener esos sentimientos profundos que nos mueven a anhelar compartir, tener cercanía y buscar el bien de la otra persona. Son excelentes y necesarios esos sentimientos que nos motivan a estar con el ser que amamos y que nos mueven a extrañar su ausencia. Pero amor no es todo lo que se necesita para permanecer en la relación conyugal. Los sentimientos son buenos motivadores para adquirir un compromiso, pero existen otros elementos que son indispensables para que exista el amor verdadero que es indispensable para tener una relación conyugal saludable.

Cuando se menciona la palabra amor aparecen inmediatamente las imágenes o ideas que constantemente promueve la sociedad. Nuestro concepto de amor queda limitado a lo que nos han enseñado y lo que más se promueve es la idea de que el amor es un sentimiento. Tristemente, muchos piensan que el amor se mide por lo bien que nos sentimos con la persona que decimos amar.

Por supuesto que el amor que es parte de la intimidad incluye emociones y sentimientos pero tiene su fundamento y estructura en Dios y sus mandamientos.

*«El amor que es parte de la intimidad incluye emociones y sentimientos, pero tiene su fundamento y estructura en Dios y sus mandamientos».*

El amor que nos permite preparar el terreno para la intimidad tiene también otras características que no son definidas por nuestros pensamientos o ideas, sino por la voluntad de Dios. El Señor no demuestra su amor solo con los buenos sentimientos que tiene por sus criaturas. Él lo demuestra con su conducta y con acciones justas que prueban su amor. El verdadero amor es el que imita el amor de Dios y es mucho más profundo que simplemente pasiones y sentimientos legítimos. El amor por nuestro cónyuge debe ser demostrado con nuestras palabras, pero también por medio de nuestras actitudes y las siguientes acciones:

### Preferencia: Renuncia a toda relación amorosa para dedicarse solo a una

El amor genuino incluye preferencia. Los cónyuges que desean tener intimidad tienen que renunciar a toda otra relación amorosa para dedicarse exclusivamente a su relación conyugal. Ni siquiera debemos poner la relación cercana e íntima que hemos tenido con nuestros padres en el primer lugar de nuestras vidas. La Biblia dice: «Dejará el hombre a su padre y a su madre» (Marcos 10.7). Los cónyuges debemos entender que cuando elegimos casarnos, nuestro cónyuge debe convertirse en la persona más importante para nosotros. Después de nuestra relación con Dios, la relación con nuestro cónyuge debe tener primacía.

La preferencia, o primacía, es la ventaja que una persona o cosa tiene sobre otra. Cuando preferimos a alguien, la elegimos entre varias y tenemos predilección por ella. Esto es importantísimo en la relación conyugal. Para que funcione bien la relación conyugal, nuestro cónyuge debe tener preferencia sobre toda otra persona. Nuestro cónyuge debe tener la preferencia cuando determinamos el tiempo que le daremos. Debemos preferir a nuestro cónyuge en el respeto que compartimos, en el apoyo que queremos otorgar, en el manejo de nuestras finanzas. Las opiniones de nuestro cónyuge deben recibir un trato preferencial. Después de Dios, nuestro cónyuge debe tener la preferencia.

> *«Para una persona casada no debe existir ninguna relación*
> *más íntima que la relación con su cónyuge».*

### Honra: Decisión de tratar con respeto

Otro elemento indispensable del verdadero amor es la honra. No podemos tener intimidad con alguien a quien no estamos dispuestos a darle la honra que merece. La honra es la dignidad con que manejamos nuestra relación con la persona amada.

Para entender este concepto de honra examinemos lo que Dios demanda y la Biblia enseña. No honramos a Dios solo porque hablamos cosas lindas de Él. Honramos a Dios cuando hablamos bien de Él y vivimos bien por Él. Cuando somos obedientes y vivimos bajos los valores que Él exige, le honramos. Le honramos cuando vivimos conforme Él demanda.

Con respecto a vivir con honra y el énfasis en nuestra propia vida, la honra tiene que ver con la conducta intachable, con la buena fama, con la reputación que nosotros tenemos. Con respecto a dar la honra que merece nuestro cónyuge la idea es tratarle con la dignidad que merece. Quienes deseamos con todo el corazón, no solo juntar nuestros cuerpos sino ser íntimos, hemos aprendido a honrar a nuestro cónyuge. Es que nuestro cónyuge tiene una investidura, tiene una dignidad que Dios le ha entregado y nosotros la honramos cuando respetamos la dignidad que posee y el rol que se le ha asignado.

La Biblia nos enseña que la honra a nuestro cónyuge es muy importante. Nos advierte que no podemos tener cercanía y comunicación apropiada con Dios cuando no le damos la honra que nuestro cónyuge merece. El apóstol Pedro dice: «Vosotros, maridos, igualmente, vivid con ellas sabiamente, dando honor a la mujer como a vaso más frágil, y como a coherederas de la gracia de la vida, para que vuestras oraciones no tengan estorbo» (1 Pedro 3.7).

Es decir, nuestras oraciones a Dios son estorbadas cuando no honramos a nuestro cónyuge. Según la Biblia, no es una opción honrar a mi esposa, es una obligación. Sin embargo, a pesar de mi buena intención no puedo honrarla sin conocer cuáles son sus necesidades. Para que exista honor debe existir un conocimiento de las necesidades de la persona que queremos honrar.

Mientras más estudia uno la relación conyugal como Dios la diseñó, más descubre lo hermosa que puede ser la vida matrimonial. Cuando los cónyuges aprenden a vivir con honor y a dar honra, preparan el ambiente preciso para una relación de respeto y consideración, fruto del amor. Honor es la cualidad que impulsa al hombre a comportarse de modo que merezca la consideración y el respeto de la gente. Es la dignidad con que el individuo se conduce. Es decir, soy un individuo de honor cuando actúo de tal forma que soy respetado, considerado. Esa debe ser mi decisión como marido. Debo decidir vivir con honor y por ello demostraré con mis palabras, mi conducta y mi actitud que soy una persona que merece respeto. Pero no solo debemos ser personas de honor, sino personas que entregan honor, cónyuges que dan la honra que merece su cónyuge.

Honrar a otra persona es respetarla, enaltecerla, premiar el mérito que tiene. Dios ha entregado dignidad al ser humano y no podemos relacionarnos saludablemente sin obedecer a Dios. Nosotros merecemos respeto y Dios ha entregado dignidad a nuestro cónyuge. Debemos decidir actuar de manera tan sabia y respetuosa que nuestro cónyuge sienta que damos buena fama a nuestra relación conyugal y que agradamos al Dios que nos demanda que nos relacionemos con el más alto respeto y dignidad. Cuando existe una relación de honra mutua, disfrutamos de otro importante elemento del amor que es indispensable para tener una intimidad saludable.

Además, nuestro respeto no solo debe ser demostrado en privado sino también en público, en toda circunstancia y frente a toda persona. Los cónyuges que respetan a sus cónyuges y exigen el respeto de los demás hacia su cónyuge, están demostrando que su relación conyugal está fundamentada en el amor genuino.

*«Los cónyuges que se tratan con respeto, no solo se honran de verdad sino que se sienten apreciados y amados porque su dignidad es respetada ».*

### Apoyo: Demostración práctica de buenos sentimientos

Otro elemento importante del amor es el apoyo mutuo. Como el amor no es solo un sentimiento, la parte práctica del amor se manifiesta de diferentes formas. Una de sus manifestaciones es la determinación a convertirse en un sostén, en un soporte para la persona amada.

Describiré el apoyo como algo que sirve para sostenernos. En la relación matrimonial el apoyo corresponde a la acción de brindar protección, brindar auxilio, brindar un favor. Apoyar es hacer que una cosa descanse sobre otra. Es favorecer, es ayudar, es sostener a la persona que amamos.

Cuando traducimos el sentimiento genuino de cariño y respeto a la parte práctica; cuando aplicamos la honra y la preferencia, estas se traducen en acciones evidentes de apoyo a la persona amada.

*«Los cónyuges que se aman sinceramente están dispuestos a unir sus fuerzas y talentos, y con buena actitud determinan apoyarse mutuamente».*

Cuando usted ama también afirma, favorece, auxilia, asiste, secunda y apoya en todo sentido. Demuestra su apoyo en cosas tan prácticas como las tareas domésticas y en las luchas tan serias como son las emocionales. Cuando usted ama también apoya cuando el cónyuge desea llevar a cabo una tarea o cuando deben dividirse las responsabilidades para que la carga no sea solo de una persona. Quien ama en forma práctica, y no solo de palabra, comparte actividades con la persona amada. Se esfuerza para ponerse de acuerdo, para organizarse y para apoyarse con sabiduría en las decisiones fundamentales que toman cada día. Quien ama genuinamente no solo tiene el compromiso de apoyar en las necesidades personales sino en las demandas de la vida familiar. Quien ama genuinamente apoya en la decisión de traer hijos al mundo, pero también en la responsabilidad de criarlos en la disciplina que Dios demanda. Quien ama tiene que apoyar para que el ser querido tenga a su alcance lo necesario para suplir las necesidades físicas, emocionales y espirituales que son esenciales. En otras palabras, quien ama ha determinado dar a su amada o a su amado el apoyo integral que es necesario para su funcionamiento normal.

Así como el compromiso y la organización, el amor entrega un mensaje motivador a los cónyuges. El amor comunica abiertamente: «Tengo un sentimiento de cariño tan grande que he decidido imitar el amor divino que me mueve a declarar que tú eres la persona de mi mayor preferencia y te daré la honra y el apoyo que es imprescindible en una relación de amor genuino».

# CAPÍTULO CINCO

## DESCRIPCIÓN DE LA INTIMIDAD SALUDABLE

*«La relación conyugal es un vínculo único donde puede existir una intimidad profunda y satisfactoria. Es en la intimidad integral donde la pareja puede encontrar verdadera pasión, deleite, cercanía y hermosa satisfacción».*

Cuando los cónyuges han declarado delante de Dios y las autoridades su compromiso y han hecho un contrato formal de amarse hasta que la muerte los separe, tienen uno de los elementos para buscar la intimidad, pero necesitan algunos otros. Cuando han comprendido lo que significa amar de verdad y en forma genuina, tratan de amar como Dios les ama y tienen otro elemento esencial para tener intimidad, pero aún así necesitan más. Cuando tienen el suficiente conocimiento de la vida conyugal, sobre las relaciones íntimas y las necesidades de cada uno de ellos, demuestran que cumplen otras de las condiciones para la intimidad, pero todavía es necesario algo más. Ellos necesitan ordenar su vida conforme al propósito de Dios y tener intimidad con el orden definido por Dios y conforme a su diseño, entonces, y solo entonces, el fruto que disfrutarán será una intimidad integral.

El único lugar reservado para la intimidad integral más profunda es la relación matrimonial. Para que exista una relación completa, para que el matrimonio florezca y alcance su máximo potencial, es imprescindible que exista intimidad. Es que sí es posible vivir juntos sin estar unidos por el vínculo del amor. Podemos hacer planes comunes, arrendar una casa juntos, tener relaciones sexuales juntos, pero si no existe intimidad integral la relación conyugal se vuelve vacía y va camino a la muerte.

He conocido muchas parejas que a pesar de tener relaciones sexuales en las que ambos logran excitarse y terminar su relación, no tienen verdadera intimidad. De hecho, en algunos casos existe hasta una relación matrimonial de abuso y maltrato. Algunas mujeres que han buscado mi consejo se han mostrado confundidas, pues a pesar de que sus esposos son abusivos y ellas se sienten distantes y maltratadas, cuando han tenido relaciones sexuales han logrado tener satisfacción física. Al juntarnos físicamente con una persona, sin que exista intimidad emocional y espiritual, no hay duda que podemos sentir excitación y tener un orgasmo, pero esa es satisfacción temporal y no existe verdadera intimidad. Podemos juntarnos físicamente y satisfacer esa necesidad física de tener placer sexual, pero debido a que no es el diseño divino no puede existir intimidad total.

*Los cónyuges pueden juntar sus cuerpos y tener satisfacción física, pero ese no es todo el plan de Dios para la intimidad conyugal. La pareja debe tener una buena relación espiritual, una relación emocional saludable, unir sus cuerpos con ternura y respetuosamente para que no practiquen una unión solo de cuerpos, sino la intimidad integral que Dios ha planificado sabiamente.*

### Juntos pero no íntimos

En la relación matrimonial de Etel existían casi todos los elementos que constituyen una relación de amor. Su esposo era amable y respetuoso. Enrique era un gran proveedor para las necesidades físicas de su familia. Etel decidió buscar mi ayuda profesional después de meses de escuchar mi programa de radio. Un casete llegó a sus manos. El título de la conferencia era: «Juntos pero no íntimos». Según sus propias palabras, «era la descripción de sus sentimientos». Repetidamente me decía: «No odio a mi marido, lo quiero. No deseo hacerle daño y por eso he preferido callar». Etel creía que si le confesaba a su marido que por más de dos años no había sentido satisfacción al tener relaciones sexuales, Enrique quedaría devastado. Me decía: «No sé cómo llegue a esto, pero muchas veces pensé que algo andaba mal en nuestra relación conyugal. Siempre he pensado que este es mi problema y que soy yo quién debe lidiar con él».

Admitir sus sentimientos y comunicar la situación a su esposo no fue nada fácil para Etel, pero al fin lo logramos. Lamentablemente ella tenía razón. La baja autoestima de Enrique le jugó una mala pasada. Al escuchar la confesión de su esposa entró en un período de depresión y confusión. Se sentía un perdedor. Lo mínimo que pensó fue que no era suficiente hombre para su mujer. Finalmente accedió a buscar ayuda. Después de un largo proceso, descubrimos que Enrique no tenía idea de lo complicado que es el mundo de una mujer. Él creía que su esposa era una máquina de sexo y que funcionaba, sino igual, muy parecido a la forma como él funcionaba. Pese a su respeto por su esposa, no comprendía el mundo sexual de la mujer. Enrique era un excelente proveedor. Trabajaba mucho y había llevado a su familia a un nivel social lo suficientemente elevado como para brindarles tranquilidad. Pero rara vez salía con su esposa. Los domingos, que eran su único día de descanso, los dedicaba a levantarse tarde y a ver los partidos de fútbol en su televisor.

Siempre llegaba rendido a su casa. Estaba cansado para compartir con los niños, para salir a caminar con su esposa, y visitar a algún amigo era todo un fastidio. Se describía a sí mismo como un «antisocial».

Por primera vez, Etel pudo expresar sus sentimientos con libertad.

—Siempre está cansado —me comentó en una de las sesiones.

Enrique aceptaba como verdadera la afirmación de su esposa.

—No quiere dedicar tiempo a acariciarme. Se excita con facilidad y lo antes posible hace lo que necesita. Está cansado. Quiere que yo lo acaricie a él.

—¿Te has sentido usada? —pregunté.

—Por mucho tiempo me he sentido así. Aunque debo decir que Enrique no es malo. En muchas áreas, sí piensa en mí, pero en la intimidad no le ha interesado saber qué siento —me respondió.

—¿Se lo has dicho? —cuestioné.

—Nunca le he dicho que no siento satisfacción sexual, pero le he pedido que me acaricie, que no sea brusco y a veces le he dicho que no tengo deseos.

Etel había fingido en muchas ocasiones. Le hacía creer a Enrique que sentía satisfacción; sin embargo, en otras ocasiones era evidente que no había logrado el clímax. No obstante, no conversaban sobre el tema.

Cuando le pregunté si alguna vez había hablado con su ginecólogo, su respuesta era el eco de cientos de mujeres que me escriben: «Sentía mucha vergüenza de ir donde un médico y, además, no lo creía necesario pues sabía que sí podía tener satisfacción sexual. En mi desesperación me masturbaba y sentía lo que no sentía con Enrique».

La experiencia de esta pareja es muy distinta a la de muchas otras que me escriben, pero los elementos generalmente son los mismos. Es que la intimidad no es simplemente un acto físico, incluye otros elementos que son indispensables para la nutrición de la relación conyugal.

Dios ha diseñado todo con propósito y también ha trazado un plan para que podamos lograr lo que Él diseñó. La experiencia de Etel y Enrique comprueba que podemos estar juntos, pero no ser íntimos; que se pueden tener relaciones sexuales dentro del matrimonio, pero no tener satisfacción.

## Conocimiento: Información indispensable

Para poder tener relaciones sexuales conforme al diseño divino y que resulten en una convivencia saludable, ambos cónyuges necesitan la información que es indispensable. Las relaciones sexuales adecuadas que nos conducen a tener intimidad no son automáticas. A diferencia de los animales que se unen por instinto, los seres humanos podemos sentir una necesidad natural de unirnos y tener relaciones sexuales, pero para poder tener intimidad verdadera, debemos adquirir conocimiento. Todo lo que conocemos mal, lo hacemos mal. Por ejemplo, si no conocemos las reglas de la apropiada nutrición, en forma natural podemos sentir la necesidad de comer, pero por ignorancia no sabremos elegir los alimentos apropiados para tener la nutrición adecuada. Piense en esta otra analogía. Usted puede de todo corazón desear ayudar a un drogadicto para que abandone su dependencia, pero si no tiene el conocimiento, a pesar de sus buenos deseos no puede ayudar. De la misma forma, podemos desear de todo corazón tener intimidad con nuestro cónyuge, pero si desconocemos cómo practicar nuestra vida sexual, no podemos tenerla.

> *«Conocer al cónyuge es esencial para que exista una buena comprensión en la relación matrimonial».*

Los seres humanos tenemos inteligencia y emociones y, por lo tanto, tenemos la capacidad de prepararnos y sentir. Es indispensable que entendamos qué necesitamos para tener satisfacción y también es esencial que descubramos qué necesitamos para tener intimidad. Pero no solo debemos conocernos a nosotros mismos, sino también a nuestro cónyuge. Debemos conocer lo que es bueno o malo para la relación sexual. Debemos conocer cómo estimularnos mutuamente, debemos conocer nuestros cuerpos y nuestras emociones. Tristemente, muchas personas no conocen el mundo íntimo del sexo opuesto. Es lógico, pues no es natural para un hombre sentir lo que siente una mujer. Es imposible sentirlo, pero sí es posible tener empatía. Podemos investigar con sabiduría el mundo del sexo opuesto de tal forma que podamos comprenderlo mejor. Para que exista intimidad es imprescindible conocer a la otra persona. Es necesario hacer todo esfuerzo por entender sus necesidades y por tratar de satisfacerlas de la forma que es necesaria.

## Comprensión: Decisión de tener empatía

Además de conocer las técnicas y los detalles de la vida sexual, y conocernos personal y mutuamente, necesitamos tomar la decisión de tener empatía hacia nuestro cónyuge porque es imposible comprender lo que no conocemos. La comprensión es la facultad o capacidad que hemos desarrollado para entender las cosas. Una persona puede tener el deseo de comprender, pero si no desarrolla esta habilidad nunca podrá lograrlo. Es la actitud condescendiente que lucha por entender al máximo los sentimientos de los demás.

*«Comprender a su cónyuge es esencial para contribuir*
*en su satisfacción y desarrollo integral».*

Un cónyuge comprensivo es quien ha desarrollado la capacidad de comprensión. Esta es la capacidad investigadora de la persona que le permite no conformarse con lo obvio y que le capacita para hacer suyo el dolor o las necesidades de su cónyuge. El cónyuge comprensivo hace propias las necesidades de su cónyuge y busca la forma de satisfacerlas apropiadamente.

### Compañerismo: Compartiendo la vida

El compañerismo es otro elemento importante del amor. Cuando los cónyuges comienzan a alejarse o poco a poco van perdiendo el deseo de estar juntos y compartir la vida, se va creando un distanciamiento que les impide ser amigos cercanos. La fórmula destructora de la intimidad es lógica y sencilla: el que se aleja, se aleja. Dejar de compartir los momentos cotidianos y de participar en los detalles de la vida produce una distancia lógica. Ese alejamiento resiente mucho más a la mujer quien poco a poco siente la lejanía y ve la relación sexual como un encuentro apurado o un momento de satisfacción molestoso. El hombre que tiene encuentros más cercanos con su esposa solo cuando quiere tener relaciones sexuales va alejando a su esposa y ella, a su vez, tenderá a evitar la cercanía.

Por otra parte, las mujeres también pueden ir creando distancia lentamente, y a veces hasta sin darse cuenta. Se involucran tanto en la crianza de los hijos y los quehaceres domésticos que no le dan importancia a compartir con su esposo. Dejan de separar tiempo para estar con el esposo. Entonces, el cónyuge se encierra en su mundo y la distancia los separa del verdadero compañerismo que es una herramienta importante para ser íntimos.

*«Los cónyuges no solo deben compartir las responsabilidades y las tensiones; sino también deben ser buenos compañeros en la diversión, el descanso, en la risa y las conversaciones sencillas».*

Ser compañeros es convivir como amigos. Es compartir conversaciones y tiempos de ocio y descanso. Es ser socios en proyectos. Es desarrollar el vínculo, la armonía y la buena correspondencia que deben existir entre cónyuges. Tener compañerismo es tener una participación activa en la vida de otra persona a pesar de las actividades que diariamente les separan. Compañerismo es tener interés en estar juntos y tener un trato familiar.

Intimidad no es juntarse para tener relaciones sexuales. Para alcanzar la intimidad es imprescindible ser buenos compañeros en la vida.

## Romance: Cortejo galante de conquista

El amor se manifiesta también en el romance. Romance es el cortejo, es el coqueteo, el idilio que tenemos en la relación conyugal. Somos románticos con nuestra pareja cuando hacemos buen uso de la imaginación con la intención de compartir con nuestro cónyuge detalles, actitudes y acciones que le impresionan y estimulan. El romanticismo lo utilizamos para que nuestra relación sea renovada permanentemente y no se convierta en rutinaria y aburrida. Dentro del romanticismo hay prácticas como la amabilidad, la gentileza, el tacto y estar conscientes de la necesidad de la otra persona. Cuando queremos ser románticos incluimos en la relación algunos elementos que para uno pueden parecer innecesarios, pero nos hemos dado cuenta que son estimulantes y agradables para nuestra pareja.

## Romántico, pero a mi manera

El romanticismo otorga belleza y aventura a la relación conyugal. Para ser románticos podemos utilizar los elementos del arte y la naturaleza. En el romanticismo incluimos el buen uso del lenguaje, el cuidado en la transmisión de nuestros sentimientos, el aprecio por las virtudes de la otra persona. El romanticismo tiene su enfoque en nuestro cónyuge y no debe hacerse conforme a nuestros gustos. Ese galanteo está dirigido a la persona amada. Por eso me resultó divertido que un hombre en una de mis conferencias declaró que era romántico pero «a su manera». La declaración sonó extraña, pero me movió a una interesante reflexión. El declarar que somos románticos a «nuestra manera» solo describe a un individuo egoísta que solo piensa en sí mismo y no en la persona amada. El objeto del romanticismo es su cónyuge y esa persona tiene gustos, anhelos y deseos distintos a los suyos. Una persona sabia investiga a fondo para conocer de qué forma su esposa concibe el romanticismo. Debemos entender qué le hace vibrar y qué produce en su cónyuge una sorpresa agradable y motivadora. No vamos a ser románticos con nosotros mismos sino con nuestro cónyuge. Por ello es sabio investigar con mucho amor lo que al cónyuge le parece interesante, estimulante, atractivo y apasionante. Mientras más frecuente y usual es nuestro romanticismo, más estable se hace la relación. Evite las palabras, acciones y actitudes que hieren o llevan un mensaje negativo. Evite las palabras groseras, el maltrato y la falta de respeto. Las acciones románticas y las palabras bien adornadas quedan anuladas cuando existe un comportamiento grosero. Un cónyuge puede regalar hermosas flores, cantar lindas canciones, escribir poemas impresionantes, pero tener acciones hirientes y destructivas. Usted puede escribir lindas cartas a pesar de que sus acciones son fingidas pues el papel aguanta todo. Si decide ser romántico, de aquí en adelante investigue los deseos y gustos de la persona amada. Investigue qué le apasiona y alegra, y no se decepcione cuando con sus errores muestre su imperfección. No se detenga y siga haciendo lo que su cónyuge admira. Exprese palabras y tenga gestos románticos cada vez que tenga una oportunidad, de esa manera irá construyendo una relación más cercana y estará incluyendo en su vida conyugal uno de los elementos importantes del amor.

*«La mayoría de las mujeres vibran con la ternura, los detalles*
*y el romanticismo que demuestra un gran amor.*
*Mantenemos la emoción en nuestra relación cuando decidimos*
*ser galantes, tiernos y conquistadores».*

A la mayoría de las mujeres les encantan los detalles y los gestos
románticos. A ellas, a diferencia de los hombres, que generalmente
somos prácticos y nos gusta lo predecible, les encanta lo que toca sus
sentimientos y se sale de la rutina. Por naturaleza son emocionales,
tiernas y delicadas. Lo que hace vibrar a las mujeres puede ser ridícu-
lo para los hombres, pero cuando nos enfocamos en la persona
amada, debemos hacer cosas que la impresionen.

Piense en esto: una bella plantita no vive si la abandonamos y
dejamos de suplir sus necesidades. Esa hermosa plantita no sobrevi-
ve porque admiremos regularmente su belleza. Esa planta no vive de
las palabras gentiles o las canciones que le cantemos muy emociona-
dos. Esa planta solo puede continuar bella por el cuidado permanente y delicado que regularmente le brindamos. Así mismo las
mujeres necesitan romanticismo. Ellas anhelan y necesitan el agua
del amor, el sol de la ternura y ese necesario fertilizante cuyos elementos son respeto, honra y dignidad.

Cuando el hombre es romántico y amoroso, ellas generalmente, no
solo permanecen radiantes y hermosas, sino que además se desarrollan
y logran su máximo potencial como hermosas rosas. Cuando somos
románticos pensamos en los gustos y sentimientos de la persona amada.
Por eso no puede ser romántico y preocupado un egoísta declarado.

*«Si desea destruir el terrible y fatal veneno del egoísmo, le ruego*
*que utilice el único antídoto efectivo: el romanticismo».*

### Pasión: Entusiasmo por compartir su amor

Sin pasión por la persona que decimos amar no tenemos el
camino que hace posible la demostración de nuestras emociones. La

pasión nos permite demostrar el entusiasmo y la fogosidad de nuestra relación amorosa. La pasión es un elemento importante en la intimidad matrimonial. No debe ser ignorada y tampoco debe ser llevada a los extremos. El amor basado exclusivamente en la pasión permanece mientras exista encanto, y desaparece cuando llegan los conflictos. El amor que perdura no es solo un sentimiento, sino un compromiso. Incluye atracción y pasión, pero también un sentido de equilibrio.

La pasión describe específicamente una de las grandes motivaciones para la relación sexual. Es un impulso lógico que expresa nuestra sexualidad. No nos juntamos por instinto, nos juntamos por las emociones que nos mueven a necesitarnos y la necesidad que nos mueve a amar y buscar ser amados.

El reino animal procrea cuando se dan ciertas condiciones. Le llamamos a ese estado el momento de celo. En ese período el macho se une con la hembra sexualmente movido por un instinto natural. Esto ocurre solo durante el tiempo de celo. Con nosotros los seres humanos no ocurre lo mismo ya que podemos tener relaciones sexuales los 365 días del año si así lo deseamos.

Los seres humanos fuimos creados por Dios con ese impulso y Él también estableció la forma en que debemos juntarnos. Los seres humanos tenemos sentimientos que pueden ser apasionantes o destructivos. Por ello, por mandato divino y con el objetivo de que recibamos hermosos beneficios, Dios determinó que podemos tener una gran pasión sexual. Esta fogosidad debe ser controlada para que sirva para edificar la relación y cree un clima de encanto en la vida sexual. Cuando los seres humanos no tenemos dominio propio o perdemos el control y dejamos que la pasión quebrante nuestra voluntad se puede provocar un gran daño emocional a ambos cónyuges.

*«El amor que perdura no es solo un sentimiento ni se mueve solo por emoción. El amor que permanece tiene un fuerte y serio compromiso, e incluye atracción y pasión».*

El cristiano maduro que ama con pasión magnifica las virtudes y las aprecia, pero no al punto de idolatrar a su pareja. El cristiano que ama con pasión siente una gran atracción, pero no al punto de salirse de los límites de la razón. El cristiano maduro que ama con pasión experimenta profundas emociones, pero no se deja dominar por ellas, mas bien se guía por sus convicciones.

Quien ama con pasión no necesariamente siempre está inundado de emoción, pues hay momentos en que los conflictos le pueden producir dolor y decepción. Por momentos podrá sentir que se casó con la octava maravilla del mundo, y en otros, puede sentirse decepcionado. Sin embargo, se mantiene fiel en su relación a pesar de los conflictos, por el compromiso a permanecer. Además, después de la tormenta, y lo antes posible, realiza todo esfuerzo por restaurar la pasión. Sus herramientas son la confrontación del problema y el perdón. En lugar de mantenerse amargado y enfocado en sí mismo, prefiere volver a poner calor a su relación mediante el sabio romanticismo. Ese nuevo acercamiento lleno de ternura y sazonado por el respeto y el perdón, poco a poco vuelve a restaurar la pasión.

La pasión en la vida conyugal puede ser descrita como esa fuerte inclinación o esa preferencia muy vivaz hacia la persona que amamos. Es un buen apetito por cercanía, ternura y por el encuentro de los cuerpos. Es un apetito vehemente por el cariño y el cuerpo de la persona amada. La pasión que no es enturbiada por el egoísmo tiene un fuerte deseo, un anhelo vivaz de hacer feliz al ser querido y participar en su acercamiento, excitación y satisfacción. Esta pasión no solo ve a la persona como un objeto sexual, pero incluye ese ardiente deseo de compartir, de pasar tiempo juntos, de escucharse, de acariciarse y de tener relaciones sexuales emocionantes y satisfactorias para ambos. Por supuesto que la relación matrimonial no se construye en la pasión, sino en el amor y en el compromiso, pero es encendida por la pasión. La pasión le brinda ese elemento necesario que mantiene encendida la llama en la relación. Cuando deseamos estar íntimamente con nuestro cónyuge anhelamos ser parte de toda su persona. La pasión controlada y bien dirigida nos ayuda a mantenernos siempre a la expectativa de los elementos que ayudan a la belleza. La pasión debe movernos a la conquista del ser querido para mostrar nuestra amabilidad y ternura. La pasión mutua nos mueve a necesitar y desear al cónyuge y además, que el cónyuge nos necesite y desee a nosotros. La pasión incluye la alegría de estar juntos y cuando nos separamos, nos mueve a volver a buscarnos. Es lo opuesto a la rutina y al aburrimiento que poco a poco nos va separando.

# CAPÍTULO SEIS

——— ❧ ———

# UNA DEFINICIÓN APROPIADA PARA EL AMOR Y LA INTIMIDAD

*«Si tomamos la errónea decisión de definir el amor y la intimidad de acuerdo a la filosofía de la sociedad y basados en nuestras ideas humanas, nunca podremos entender ni vivir conforme al propósito divino».*

Durante estos últimos años como conferencista y escritor he tenido que dedicar gran parte del tiempo que dedico a la preparación de mis conferencias y materiales, a redefinir conceptos. Me di cuenta que al estudiar profundamente algunos conceptos, lograba tener una mayor comprensión de la realidad y podía detectar los conceptos erróneos que muchos tenían. Cuando uno entiende profundamente los conceptos que han sido definidos en forma muy superficial tiene una mayor capacidad de comprensión. Cuando entiendo la situación de las personas que están seriamente influenciadas por ideas humanas simplistas obtengo una mejor comprensión de los errores y puedo trabajar con más eficacia para ayudar a corregirlos. No puede vivir con profundidad quien entiende la vida en forma superficial. Pero cuando definimos las palabras y conceptos de acuerdo a lo que Dios revela en la Biblia, toda nuestra concepción de la vida cambia.

He encontrado miles de personas que debido a sus preconcepciones equivocadas tienen dificultad para escuchar conferencias con respecto a la autoridad y sumisión. Muchas mujeres maltratadas se sienten intimidadas cuando se les enseña que la Biblia dice que las mujeres deben estar sujetas a sus maridos, pues a ellos Dios los ha puesto como autoridad. Su rechazo es porque han sido mal enseñadas. No pueden aceptar la sumisión que les ha sido enseñada, ni tampoco la autoridad errónea que les ha sido demostrada. Sin embargo, he notado que cuando defino bien los términos, entonces pueden comprender que el concepto divino es muy distinto de la definición humana. Nosotros confundimos la autoridad con el autoritarismo y la sumisión con la subyugación. Pero esos conceptos están totalmente reñidos con una correcta interpretación bíblica. Aunque algunos, basados superficialmente en la revelación bíblica, enseñen ese tipo de sumisión extrema, no significa que esa enseñanza sea realmente lo que dice la Biblia. Recuerde que un texto fuera de su contexto le brinda la posibilidad de compartir enseñanzas que son un pretexto para el abuso. La actitud machista de la sociedad ha motivado a definir la sumisión como subyugación y ese pensamiento está en contra del deseo de Dios. El Creador se opone a la tiranía, al autoritarismo y al abuso en las relaciones humanas.

### Amor es mucho más que atracción

Así como el concepto de sumisión ha sido mal entendido y mal definido, así también los conceptos del amor y la intimidad han sido interpretados superficialmente. La gente asocia el amor casi exclusivamente con los sentimientos, la intimidad y con las relaciones sexuales. Pero esas son definiciones que no siempre tienen fundamento bíblico.

El amor no es solo atracción. Por supuesto que en el caso de la relación entre sexos distintos la incluye. El amor no es solo un sentimiento, pero lo incluye. Ese sentimiento genuino nos mueve a adquirir un compromiso que no se quiebra con el cambio de emociones. Ese sentimiento nos mueve a desear que la persona amada alcance su realización y nos permite gozarnos con ese logro como si fuera propio.

*«Quienes no tienen obras que muestren el aprecio y sólo manifiestan su amor con emociones y sentimientos no han comprendido el amor divino ni practican el amor genuino».*

Quien ama genuinamente lucha por no hacer lo que daña a la persona amada y lucha por no anteponer sus deseos egoístas a la satisfacción de las necesidades de la persona amada. El amor genuino es idea de Dios y proviene de Él. Los seres humanos que no tienen una relación genuina con Dios no pueden amar como Dios ama. Quienes hemos decidido ser parte de la familia de Dios y a quienes Jesucristo nos ha redimido, no somos perfectos, pero tenemos el potencial de ser dispensadores del amor divino que hemos recibido. Quienes somos hijos de Dios podemos aprender a amar como Dios nos ama y cuando amamos así, amamos genuinamente. La Biblia enseña que ese amor de Dios ha sido derramado sobre nuestros corazones por el Espíritu Santo. Es precisamente el Espíritu quien nos constriñe cuando nuestras pasiones o emociones están haciendo salir del marco en el cual se encuadra el amor genuino. El anhelo, la necesidad, el sentimiento que tenemos los seres humanos no fue originado por los humanos, sino por Dios. Es un sentimiento bueno, porque todo lo que Dios crea es bueno. El problema no es el sentimiento genuino sino la naturaleza pecaminosa. Nuestra naturaleza pecaminosa nos impide amar como deberíamos. Sin embargo, cuando hemos sido regenerados por Jesucristo, por primera vez tenemos el potencial de amar como Dios nos manda, aunque no sea una tarea fácil, natural y sencilla. No aprendemos automáticamente a amar como Dios demanda. Tenemos que desarrollarlo bajo adecuados parámetros, paulatinamente. La necesidad de amar, no solo es normal, sino que es una necesidad creada por Dios. Necesitamos amar y ser amados, pero debemos aprender a amar dentro de los límites del amor de Dios, quien nunca hace nada malo para nuestras vidas. El amor entre seres humanos de diferente sexo incluye atracción. Es normal sentirse atraído específicamente por una persona, aunque el sentirse atraído y profundamente enamorado no significa que nunca más podemos sentir lo mismo con otra persona. Esa posibilidad de sentir atracción no termina cuando nos casamos, ni queda limitada a la persona que nos cautivó. Por ello el compromiso juega un papel radical en el establecimiento de límites en mis relaciones y es ese compromiso el que me motiva a enfocarme en la fidelidad.

Al casarnos hacemos un contrato de amar a esa persona con sus virtudes y defectos, y en cualquier circunstancia. Aceptamos el compromiso de permanecer fiel y apoyar, aunque en el momento no sintamos la pasión que experimentamos en el enamoramiento. Ese compromiso y deseo de cumplir con nuestro cónyuge y vivir en obediencia, ese deseo de amar como Dios manda, activa y ensancha nuestra capacidad de dominio propio. Es así que podemos rechazar el impulso de seguir alimentando esos sentimientos por otra persona que nos atrae.

La atracción y el deseo de intimidad serán siempre parte de nuestra vida y en algunos momentos puede enfocarse fuera de nuestra relación conyugal. Sin embargo, debemos evitar involucrarnos con cualquier otra persona pues es un acto de rebelión contra Dios y de infidelidad que nos traerá consecuencias. Es erróneo dar rienda suelta a su atracción y pasión si es soltero. Puede sentir atracción, pero no debe permitir que esta le lleve a traspasar los límites de la intimidad diseñada para la vida matrimonial. No es erróneo sentirse atraído, pero debe tener dominio para que la pasión no le lleve al pecado de fornicación.

### Intimidad es mucho más que relaciones sexuales

En nuestra cultura muchos viven confundidos. Nuestra errónea definición de determinados términos nos hace vivir vidas superficiales. Cuando las personas dicen «tuvimos intimidad» no necesariamente describen esa relación espiritual, emocional y física que agrada a Dios y que exalta la dignidad humana. Generalmente es sinónimo de relaciones sexuales. Es natural y normal sentir deseos de tener intimidad, pero no es natural *tener* esa intimidad. Debido a lo superficial de la definición de intimidad, muchos creen que la encontraron cuando tienen relaciones sexuales.

*«Es natural tener necesidad sexual y desear al cónyuge, pero tener relaciones sexuales no es lo mismo que tener intimidad, ni sentir pasión es lo mismo que amar».*

A partir de la adolescencia la necesidad de acercarnos al sexo opuesto irá en permanente aumento. Así como usted necesita comer, necesita tener intimidad. Solo no se experimenta este sentimiento cuando existe algún problema emocional, pues querer sentir que se tiene intimidad con alguien es absolutamente normal. Sin embargo, así como debe aprender a seleccionar su comida, y debe aprender a alimentarse en forma saludable, también tenemos que aprender a satisfacer nuestra necesidad de intimidad conforme a los principios divinos de amor y respeto mutuo. Es absolutamente destructivo dar rienda suelta a las pasiones y satisfacer su necesidad sexual de cualquier forma, en cualquier circunstancia y con cualquier persona. Debido al mal manejo de esta pasión muchos individuos experimentarán severos conflictos en el futuro.

La necesidad de amarnos procede de Dios. El hombre y la mujer fueron creados para reflejar la naturaleza divina; por lo tanto, esas mismas características tenían que ser parte de su personalidad. Es parte de nuestra naturaleza el querer relacionarnos con otros, cooperar, el disfrutar los unos de los otros, el amarnos los unos a los otros, el dar y recibir amor. Así nos creó Dios.

Todos los seres humanos necesitamos intimidad, sea que lo reconozcamos o no. Dentro de cada uno de nosotros existe una profunda necesidad de relacionarnos, por lo menos con una persona. Para algunos, esta necesidad es muy consciente y muy clara. Para otros, es una necesidad sutil y difícil de reconocer.

Tristemente, debido a las heridas que causamos al relacionarnos de forma incorrecta, vivimos experiencias traumáticas que nos limitan. Debido a la falta de instrucción apropiada, a la carencia de modelos apropiados en los padres o a los ejemplos erróneos, los hijos aprenden a relacionarse erróneamente. Aprendemos a manipular las emociones y a utilizar lo bueno para lo malo. Podemos fingirlas, podemos mostrar algo que no sentimos u ocultar lo que sentimos. Debido a estas y otras razones tenemos problemas para relacionarnos saludablemente. A veces no nos amamos —ni amamos a otros— como debemos. Cuando esto nos ocurre, existe un sentimiento de soledad, la vida se vuelve vacía y hay una ausencia de significado y propósito.

## La necesidad de tener intimidad

Quienes desean tener intimidad deben planificarla con su cónyuge. Intimidad es introducirse en el afecto o ánimo de uno, es estrechar la amistad con la otra persona.

Para nuestro estudio diremos que intimidad es la cercanía, la relación profunda y sincera de dos cónyuges. Es aquel sentimiento de comprensión mutua que no permite la entrada de cosas destructivas. La intimidad es la relación abierta que se manifiesta en el afecto, la ternura, el calor humano. La intimidad es ese nexo limpio y puro que permite que exista una relación espiritual, emocional y física que construye la estima de la otra persona.

Cuando no tenemos este tipo de relación íntima que Dios demanda y preferimos involucrarnos sexualmente con otra persona, en vez de tener intimidad, estamos preparando nuestra vida para una experiencia traumática. El apóstol Pedro nos advierte del peligro de satisfacer nuestros deseos sexuales sin someternos al plan divino. De hecho, esta es una gran batalla. Pedro dice: «Amados, yo os ruego como extranjeros y peregrinos, que os abstengáis de los deseos carnales que batallan contra el alma» (1 Pedro 2.11).

La advertencia es seria pues no solo es una batalla difícil de librar, sino una que nos dejará marcas difíciles y hasta imposibles de borrar. Por eso cuando Dios nos ordena que no cometamos fornicación ni adulterio, debemos entender que la intención divina es nuestra protección. Dios nos creó y conoce qué nos dañará y qué nos servirá. Él espera que sigamos sus indicaciones en vez de las pasiones que nos asaltan. Dios sabe que cuando nos involucramos sexualmente con otra persona, creamos un vínculo emocional y espiritual tan fuerte que nos seguirá a la siguiente relación. La persona ya no puede entregarse completamente libre y pura a su cónyuge. Siempre existirán elementos de comparación, y por lo tanto, de aceptación o rechazo.

*«Los cónyuges que mantienen una relación saludable, limpia y pura son los que pueden disfrutar de una verdadera intimidad. Este tipo de relación les permite mantener una relación espiritual, emocional y física muy estrecha».*

## Hambrientos de ternura

En tiempos de guerra las enfermeras tuvieron un interesante trabajo. Debían suplir las necesidades de los niños cuyos padres habían muerto trágica y prematuramente en la guerra. A estos bebés se les dio la alimentación, refugio y cuidado adecuado; sin embargo, el porcentaje de mortalidad era alarmantemente alto. Esta tendencia continuó hasta que descubrieron algo realmente importante. Cada día las enfermeras no solo les alimentaban, vestían y bañaban, sino que además, debían cumplir la función de madre. Debían abrazar a los niños y compartir con ellos como lo haría una madre. Descubrieron que los niños estaban hambrientos de ternura y aprecio. Es decir, en los seres humanos no solo existe una necesidad de alimento, abrigo y protección, sino que también existe una necesidad de amor, y de cercanía que tiene que ser satisfecha para vivir una vida normal. Eso fue verdad en esos niños, es verdad en todos los niños y es verdad también hoy en los adolescentes y los adultos. El matrimonio es el instrumento establecido por Dios, en el cual puede existir la más íntima y profunda de las relaciones. No existe otra relación tan íntima como la relación matrimonial.

La intimidad se da entre dos personas que se aman y se respetan. Personas que se dan mutuamente el valor y la dignidad que merecen. La intimidad es el resultado del compromiso permanente que tienen los cónyuges de luchar con sabiduría por la permanencia en su pacto de amor. La intimidad se da en el contexto de la fidelidad y no de las relaciones sexuales extramatrimoniales. Dos hombres o dos mujeres o dos extraños o un padrastro y una hijastra o una mujer y su amante pueden juntar sus cuerpos y disfrutar de satisfacción sexual, pero solo dos personas que se aman y tienen ese tipo de respeto que da valor y dignidad pueden tener corazones íntimos. Cuando hablo de intimidad no me refiero a la simple unión de dos cuerpos para satisfacer una pasión genuina. Es la unión de dos corazones que no solo respetan el cuerpo, lo cuidan y lo disfrutan, sino que también respetan y cuidan las emociones y sentimientos propios y los de su ser querido.

Por eso las relaciones sexuales prematrimoniales no solo son pecaminosas sino que traerán serias consecuencias y son perjudiciales para la salud emocional de los individuos.

Por supuesto, el fundamento de toda relación íntima tiene que ser Dios, el Creador de los seres humanos. Debido a que Dios es santo y puro, es el único que regula la pureza en las relaciones íntimas y sus decretos son para ser obedecidos, no solo para ser aprendidos. Dios debe ser nuestra guía para que exista la más alta moralidad y dignidad en el acto más íntimo de la relación de un hombre y una mujer. Dios debe ser el fundamento de nuestros conceptos morales y solo Él sabe cómo podemos ser genuinamente íntimos. El Señor nos creó con la necesidad de intimidad y determinó la forma en que podemos lograrla. Cualquier intento humano de hacer las cosas sin someterse a los principios divinos solo produce dolorosas consecuencias. Solo disfrutan de relaciones conyugales íntimas aquellos que determinan vivir en obediencia a Dios y sus principios.

Si queremos que nuestro matrimonio tenga los más altos conceptos de moralidad y que la intimidad no esté basada en la opinión del esposo o de la esposa, necesitamos tener otro modelo. La más alta moralidad está basada en los valores y principios establecidos por Dios. El fundamento de la vida conyugal de quien desea cumplir el propósito original de Dios deben ser los valores divinos que manifiestan pureza, respeto mutuo y una profunda comprensión de las necesidades humanas. Si queremos tener pureza y seguir las instrucciones del fabricante, debemos decidir que lo que Dios piensa es importante y que obedeceremos. Los valores y principios morales que tienen su fundamento en Dios y su pureza son más importantes que lo que cada uno individualmente ha aprendido en su cultura, sociedad y de sus padres. La relación de ellos tuvo virtudes que deben ser imitadas y defectos que deben ser rechazados.

*«Dios debe ser nuestra guía para que en el acto más íntimo de la relación de un hombre y una mujer, no solo exista la más alta moralidad, sino también respeto y dignidad».*

Que lo que Dios diseñó sea importante para mi relación conyugal significa que la forma como me relaciono con mi esposa, la manera en que nos tratamos, el tipo de palabras que usamos en nuestra comunicación son agradables a Dios. Esto significa que tenemos nuestras relaciones sexuales siguiendo los principios morales establecidos en la enseñanza bíblica y esto va por encima de lo que yo o mi esposa podamos opinar.

La necesidad de intimidad es inherente a la naturaleza humana. Dios nos creó para tener cercanía entre los seres humanos. Creo que las palabras más dramáticas que he escuchado con respecto a la necesidad de intimidad han salido de la boca de hombres y mujeres que anhelan casarse y por alguna razón ha pasado el tiempo y ven con desesperación que están perdiendo la oportunidad de hacerlo. Esas personas no solamente están desesperadas por brindar su amor, sino desesperadas por tener una persona que les ame. Anhelan una persona del sexo opuesto a quien pertenecer, para quien ellos podrían ser alguien especial y con quien podrían crear una relación interpersonal profunda.

### Intimidad: Una necesidad inherente

Muy temprano en nuestra vida —a partir de la etapa de la adolescencia— experimentamos en forma recurrente la necesidad de tener la cercanía de una persona del sexo opuesto. Según pasan los años esta necesidad se torna más apremiante. Recuerdo las palabras de Raquel quien me decía: «Tengo 29 años y todavía no me caso. ¿Por qué me siento tan sola? No soy capaz de mantener mis relaciones interpersonales».

Rodrigo me escribió: «Me siento como un tonto. No creo que alguien pueda fijarse en mí y veo que el tiempo de casarme se aleja cada vez más». Su relato era dramático pues sus experiencias habían sido traumáticas. Se encontraba permanentemente «cazando» una amistad. Lo paradójico era que ese mismo esfuerzo desesperado de conseguir una esposa intimidaba a las personas a quienes él se acercaba. En la oficina y en los lugares que frecuentaba conocían la desesperación que tenía, y pese a que él buscaba estar rodeado de personas, se sentía solo. Constantemente decía que su vida era vacía y solitaria.

La verdad es que mientras más estudio el comportamiento humano, más real se hace la necesidad de ser cercanos e íntimos con alguien. La vida es verdaderamente vacía y dolorosa cuando no existen relaciones interpersonales saludables. Todos nacimos para amar, nacimos para relacionarnos, nacimos para ser amados, nacimos para tener intimidad.

### Dios y nuestra intimidad

Las relaciones sexuales no son producto de la imaginación humana ni son nuestra creación. Fue Dios quien nos creó con la necesidad de tener intimidad. La Biblia no ignora el tema de la intimidad en la relación conyugal y nos entrega sabias instrucciones sobre cómo tenerla. En las Escrituras existen principios y preceptos que si son tomados en cuenta producen una vida íntima muy satisfactoria y que exalta la dignidad tanto del hombre como la mujer.

Observemos algunas verdades con respecto a la intimidad entre un hombre y una mujer:

### Somos seres sexuales por diseño y creación divina

No existe ninguna duda de que los seres humanos fuimos creados por Dios como seres sexuales. Él diseñó de tal forma las relaciones sexuales que si se practican conforme a la idea divina resultarán en la exaltación de la dignidad de los cónyuges y no en el abuso o la indignidad. Dios nos creó con la necesidad de tener relaciones sexuales, aunque existan algunos hombres y muchas mujeres que no sienten la necesidad de relaciones muy frecuentes. La mayoría de los hombres sentimos una gran necesidad de tener mayor contacto sexual.

Dios no creó a los hombres sin deseos sexuales. Es un error pensar que la sexualidad es algo que fue agregado. Dios sabe exactamente lo que somos y las necesidades que tenemos. Fuimos creados con necesidades sexuales, con sexos diferentes y con la capacidad de unirnos sexualmente y tener satisfacción.

## La relación sexual fue creada por Dios y tiene un propósito

Todo lo que Dios hace tiene algún propósito y esta verdad incluye la relación sexual entre un hombre y una mujer. Tristemente, todo lo que tiene un propósito específico puede ser utilizado erróneamente y las relaciones sexuales no son la excepción. Todo lo que tiene potencial para el éxito, también encierra potencial para el fracaso. El resultado depende de si obedecemos o no a los principios e instrucciones que dictaminó el Creador. Estos principios están claramente presentados en la Biblia y pudiera reducirlos a los siguientes:

*Primero, las relaciones sexuales fueron diseñadas por Dios para la reproducción de la raza humana.*

Dios, por su propio consejo, determinó que los seres humanos nos reproduzcamos mediante la práctica de relaciones sexuales. Él pudo haber diseñado cualquier otra forma. Sin embargo, eligió que el hombre y la mujer se unieran en una relación de amor y que, luego de establecer una buena relación espiritual y emocional, también tuvieran una relación física buena y satisfactoria.

*Segundo, las relaciones sexuales fueron creadas por Dios para que se practiquen exclusivamente en el matrimonio.*

El sexo y la intimidad integral son para disfrutarse exclusivamente en el matrimonio. Las relaciones sexuales fuera del matrimonio están fuera del diseño divino y, aunque pueden practicarse y se puede tener satisfacción física, es un acto de desobediencia a la voluntad soberana del Creador que producirá consecuencias negativas. Los consejeros detectamos en muchas ocasiones las consecuencias físicas, emocionales y espirituales que produce la rebeldía al decreto divino de que las relaciones sexuales estén limitadas exclusivamente a la relación conyugal.

*Tercero, las relaciones sexuales fueron diseñadas divinamente para el placer mutuo entre los humanos.*

Dios pudo haber diseñado que nos juntáramos en un periodo de celo tal como ocurre con los animales. Pero Dios diseñó y permitió que nuestros cuerpos tengan placer al tener relaciones sexuales. Dios determinó que ambos cónyuges sintieran placer. Sin embargo, para poder sentir una satisfacción saludable, debemos aprender acerca de nuestros cuerpos, nuestras necesidades, nuestras diferencias y nuestras emociones.

*«Debido a que Dios crea todo con propósito, también le asignó un claro fin a las relaciones sexuales. Para que cumplamos la razón de la existencia de la sexualidad no debemos practicarla siguiendo nuestros gustos e intuición sino conforme al consejo de Dios y su sabia dirección».*

Dios creó el sexo para el disfrute de ambos cónyuges y para satisfacer sus necesidades sexuales en un acto de intimidad con alguien del sexo opuesto. Dios no nos creó como máquinas de reproducción. Dios no creó a la mujer para que tenga hijos sin experimentar placer. Dios nos creó como seres humanos con sentimientos. Él diseñó que el encuentro sexual de un hombre y una mujer sea placentero.

El Señor no solo nos anima a disfrutar de la relación sexual, sino que espera que lo hagamos. Los poemas más hermosos de la Biblia con respecto a la unión sexual aparecen en el libro de Cantares. Usted podrá notar en las Escrituras que, a diferencia de lo que muchos piensan, no solo el hombre puede tomar la iniciativa. Esta es una clara muestra de una mujer que toma la iniciativa al invitar a su esposo a disfrutar. «Soplad en mi huerto, despréndase sus aromas. Venga mi amado a su huerto, y coma de su dulce fruta» (Cantares 4.16).

En otro pasaje bíblico la esposa está contemplando el cuerpo del esposo y manifestando cuanto placer encuentra en su aspecto: «Mi amado es bronceado y hermoso, el mejor entre diez mil. Su cabeza es oro finísimo, y tiene el cabello negro ondulado. Sus ojos son como palomas junto a arroyos de aguas, profundos y serenos. Tiene las mejillas como arriates de especias, suavemente perfumadas. Aromosos lirios son sus labios, mirra su aliento. Barras de oro incrustadas de topacio son sus brazos; su cuerpo es marfil reluciente adornado de piedras preciosas. Sus piernas, como columnas de mármol asentadas en basas de oro finísimo, como cedro del Líbano; él es sin parecer» (Cantares 5.10-15, La Biblia al Día).

En este encuentro de placer, no solo la esposa contempla el cuerpo de su cónyuge, también lo hace el esposo y note lo que él dice: «Que bellos tus rítmicos pies, regia doncella. Joyas son tus torneados muslos, obras del más excelso artífice. Tu ombligo es bello como copa de vino. Tu cintura como montón de trigo entre lirios. Tus pechos son como dos cervatillos; sí, encantadores gemelos; tu cuello es regio como torre de marfil, tus ojos como dos límpidos estanques de Hesbon junto a la puerta de Batrahim. Tu nariz es bella como la torre del Líbano que mira hacia Damasco. Como el monte Carmelo es corona de montes, tus cabellos son tu corona. Cautivo está el rey en tus regias trenzas. Oh que deliciosa eres; que agradable, amor, sumo deleite. Alta eres y esbelta como palmera, y tus pechos como racimos de dátiles. Yo me dije: Subiré a la palmera y tomaré sus ramos. Sean ahora tus pechos como racimos de uva y el aroma de tu aliento como manzana, y tus besos tan embriagantes como el mejor vino, suave y dulce, que hace hablar los labios del dormido» (Cantares 7.1-9, La Biblia al Día).

En estos pasajes no cabe duda que la intimidad tiene un ingrediente importante que se llama placer, que fue diseñado por Dios para que lo disfrutemos y cuando existe amor, respeto y dignidad, es bueno y constructivo.

Recuerde que Pablo, uno de los discípulos de Jesucristo, anima a los cónyuges a cumplir lo que Él llama, el deber conyugal. Este es un llamado a cumplir con el deber de satisfacer sus necesidades sexuales mutuamente. Pablo enseña que debe existir regularidad. Se nos advierte que no satisfacer esa inclinación sexual nos deja más vulnerable al pecado sexual (1 Corintios 7.3-5).

Dios condena la desobediencia de sus principios en la expresión de nuestra sexualidad, pero no condena nuestra inclinación sexual. Dios no impide la pasión sexual, pero sí condena enérgicamente las pasiones sexuales desordenadas.

*Cuarto, las relaciones sexuales fueron diseñadas por Dios para que sean integrales.*

El plan de Dios no fue que tuviéramos un encuentro de cuerpos. El propósito de Dios no fue que juntáramos nuestros cuerpos apasionadamente y que por el solo hecho de juntarlos tener relaciones saludables. Él sí diseñó que tuviéramos placer al juntar nuestros cuerpos, pero también determinó que para tener intimidad integral tuviéramos una unión limpia de nuestros espíritus. Un profundo y educado apoyo emocional y un respetuoso, correcto, instruido y considerado encuentro físico tal como estudiaremos en el próximo capítulo.

# Capítulo siete

─────── ❧ ───────

## Descripción esencial de la intimidad integral

*«La intimidad de acuerdo al modelo divino no es el encuentro de dos cuerpos humanos. Dios la diseñó para que fuera la comunión del espíritu, la conexión de las emociones y el encuentro amoroso y digno de los cuerpos de un hombre y una mujer que se aman en conformidad a los principios divinos y la más alta moralidad».*

La intimidad no es solo un encuentro físico. La intimidad se manifiesta en la conexión espiritual, física y emocional de los cónyuges. La intimidad no es instrumento de una sola cuerda que suena desafinada. La intimidad no está relacionada exclusivamente con lo físico, aunque sea la satisfacción más anhelada. La más sutil tentación que tenemos es creer que la intimidad está relacionada con un acto sexual y que al realizarlo apropiadamente, todas las demás áreas vendrán junto con ese paquete. La verdad es que es todo lo contrario. La intimidad es el resultado de tocar varias cuerdas y se obtiene el resultado que es apropiado cuando todas las cuerdas están afinadas y las toca alguien que sabe.

La intimidad es una dulce melodía, no es ruido. Incluye armonía y algo que deleita, no algo que hiere o que lastima. Se equivocan quienes piensan que el hombre está hambriento de sexo. La verdad es que el hombre y la mujer están hambrientos de amor, y que el sexo, separado del amor, no resulta en la realización de ese deseo, sino en una desilusión.

## EL PROBLEMA DE LA AUSENCIA DE INTIMIDAD

Cuando no existe la verdadera intimidad se crea un serio problema en la vida matrimonial. Muchos cónyuges viven una vida vacía, no realizada y miserable porque no han entendido lo que necesitan hacer o no dan lo que deberían dar. La negativa de uno o ambos a tener una relación de intimidad saludable hará que la relación matrimonial esté en serio peligro.

Me he dado cuenta de que una gran cantidad de matrimonios viven sin un sentido de realización como pareja y esto abre la puerta a las más serias tentaciones. Una vida matrimonial no realizada es el blanco perfecto para Satanás y abre una gran brecha de vulnerabilidad. No debemos ser tan inocentes en creer que Satanás no está esperando la oportunidad para tomar un descontento, sembrar discordia y motivar el deseo de satisfacer esa necesidad de cualquier manera. Después de todo es una necesidad que clama por ser satisfecha y cuando los cónyuges no toman las debidas precauciones, pueden caer presa de las tentaciones.

Los matrimonios que no tienen intimidad adecuada pueden parecer fuertes y resistentes en la superficie, pero cuando son confrontados con las tentaciones, se derrumban. Esto ocurre porque no existe unidad verdadera, las necesidades no están siendo satisfechas y la relación se caracteriza por la vulnerabilidad.

No importa cuál sea la situación del matrimonio, Dios sabe qué debemos hacer para restaurar aquella intimidad. Por lo tanto, debemos sujetarnos a sus principios, seguir sus instrucciones bíblicas, confrontar el problema con sabiduría y practicar el perdón si queremos alcanzar la restauración.

# INTIMIDAD ESPIRITUAL:
## Ausencia de pecado

La intimidad espiritual es la conexión de los espíritus de la pareja. Se manifiesta en una maravillosa unidad, una cercanía que existe entre dos personas que en forma voluntaria han decidido relacionarse de acuerdo a las reglas y principios del Creador del matrimonio. Estas personas no tienen como su única regla de fe y conducta sus ideas o pasiones, sino la Palabra de Dios, sus principios y convicciones. Tienen una conexión espiritual quienes desechan toda relación pecaminosa y todo pecado que ensucie su encuentro espiritual. Tienen intimidad espiritual quienes dan importancia a los principios de pureza y dignidad que Dios ha determinado para la relación íntima. Tenemos intimidad quienes respetamos los principios morales de abstinencia sexual antes del matrimonio y de fidelidad durante el matrimonio.

La pareja que desea tener tranquila su conciencia anhela vivir de acuerdo al diseño divino y abre las puertas para la verdadera intimidad integral.

*«Los cónyuges no pueden disfrutar de intimidad espiritual como Dios ha diseñado si tienen prácticas pecaminosas que Dios claramente ha desechado».*

Los cónyuges no pueden disfrutar de intimidad espiritual que trae satisfacción, pues Dios así les ha diseñado, cuando tienen prácticas pecaminosas, que atacan con la dignidad y son parte de la inmoralidad que Dios claramente ha desechado.

Los seres humanos no somos solo cuerpo, también tenemos alma y espíritu, y la intimidad integral se inicia cuando los cónyuges deciden batallar contra el pecado y tener salud espiritual.

### La intimidad con Dios
La intimidad espiritual entre los cónyuges tiene su fundamento en la intimidad de cada uno de ellos con Dios. Quienes han decidido

vivir en rebelión a los principios divinos no tienen una comunión auténtica con su Creador. Quienes desean seguir sus pasiones en vez de vivir bajo convicciones bíblicas bien formadas ponen una barrera en su relación con Dios. El pecado es una barrera que solo se puede traspasar con el arrepentimiento, la admisión, la confesión y el abandono de ese acto de maldad.

Somos íntimos, cercanos y estamos en buena relación con Dios cuando rechazamos lo que destruye la moralidad. Somos íntimos con Dios cuando nos comunicamos con Él en oración para hacerle conocer nuestro amor, nuestras cargas, nuestras peticiones y todo lo que afecta nuestras emociones. Tenemos comunión con Dios cuando vivimos vidas genuinas y sin hipocresía, cuando no guardamos pecados escondidos que nos afectan integralmente. Ponemos un obstáculo en la relación con Dios cuando uno o ambos cónyuges deciden mantener algún pecado en la relación conyugal y eligen la impureza.

### La intimidad espiritual con su cónyuge

La intimidad con Dios nos abre la puerta para tener intimidad genuina con nuestro cónyuge. Quien se relaciona correctamente con Dios tiene el potencial de relacionarse bien con su cónyuge. Una aplicación de lo que dicen las Escrituras en 1 Juan 4.20 sería: «Si no amamos a los seres humanos que vemos ¿cómo podemos amar a Dios a quien no vemos?» o algo más duro: «El que dice que ama a Dios y no pone a su cónyuge en el lugar de respeto y honra que merece, su amor por Dios es tan solo una mentira». Una persona que dice amar a Dios pero que con sus hechos muestra que aborrece a su cónyuge no tiene intimidad con Dios ni con su cónyuge. Puede tener sexo con su cónyuge y puede estar casado, pero no tienen intimidad saludable.

Tenemos intimidad espiritual cuando ambos estamos dispuestos a rechazar toda relación con otra persona que ponga en peligro la vida conyugal saludable.

Podemos tener intimidad espiritual porque Dios nos creó con un espíritu. El espíritu también es parte de nosotros, así como lo son el cuerpo y la mente. Aunque los científicos traten de ignorarlo, según Dios, somos seres espirituales que debemos mantener una relación espiritual de pureza y dignidad, tanto entre los esposos como con el Dios de pureza y santidad.

*«La intimidad con Dios nos abre la puerta para tener intimidad genuina con nuestro cónyuge. Quien se relaciona correctamente con Dios tiene el potencial de relacionarse bien con su cónyuge».*

El apóstol Pablo explica a los corintios la importancia de la santidad en las relaciones sexuales y limita su práctica exclusivamente a la vida conyugal. Pablo explica que quienes tienen relaciones sexuales con las prostitutas, aunque pueden satisfacer una necesidad corporal, están dañando su vida espiritual. Dice el apóstol que cuando nos unimos físicamente, nos unimos espiritualmente. Puede observar lo que dice 1 Corintios 6.15-20. Pablo demuestra que al unirse sexualmente con una prostituta también se unen en el espíritu. Dos personas que tienen relaciones sexuales tienen una unidad especial. Y Pablo va aun más allá cuando presenta la clave de su argumento y dice que el encuentro sexual entre un cristiano y una prostituta produce un tipo de cercanía que no solo es un terrible pecado, sino que además, deja permanentes traumas a quienes se han rebelado.

Primero, en el versículo 15 dice que si usted es cristiano, su cuerpo es miembro del cuerpo de Cristo. En segundo lugar, el versículo 16 dice que tener sexo con una prostituta hace que el cristiano esté unido en un cuerpo con la prostituta. En tercer lugar, el argumento implícito es que el cristiano que tiene sexo con una prostituta, de alguna manera hace que haya una relación triangular allí, y Dios disciplinará severamente a quien teniendo a Jesucristo en su corazón, intente tener esa unión pecaminosa (véanse versículos 19 y 20).

Tenemos intimidad espiritual en el matrimonio cuando imitamos el modelo divino de cooperación, comunión, compañía, compartir, de considerarnos al amor, de amar y ser amados. Tenemos intimidad espiritual cuando tenemos una permanente lucha contra lo malo. Esto no significa que nunca fallemos, pero sí significa que cuando rompemos las reglas de la fidelidad y la convivencia saludable, buscamos el perdón y luchamos por cambiar.

La pareja debe aprender a confrontar las acciones que rompen los principios de fidelidad y cuando fallamos debemos actuar con sabiduría y buscar el perdón. No es posible tener relación conyugal saludable sin el perdón. No existe intimidad espiritual en la pareja cuando existe pecado en uno de los cónyuges. Es cierto, sí se puede tener sexo con otra persona y disfrutarlo aun estando en una relación de adulterio, pero existen dos elementos ausentes: la relación espiritual pura y la relación emocional saludable. Aunque haya satisfacción carnal, existe una destrucción emocional y espiritual porque Dios diseñó que la vida de intimidad ocurriera en el contexto de la relación conyugal. Dios diseñó el matrimonio para que existiera pureza espiritual, emocional y física.

Una persona con una enfermedad física; por ejemplo, una enfermedad venérea, puede sentir satisfacción a pesar de su enfermedad, pero está perjudicando, enfermando, dañando su salud y contaminando a la otra persona. Así también, cuando existe una relación sexual con un espíritu contaminado y emociones no saludables, no solo el culpable se perjudica a sí mismo, sino también afecta la vida espiritual y emocional de la otra persona.

No cabe duda que aun en relaciones pecaminosas pueden existir el deseo y las reacciones emocionales muy estimulantes. Pero así como existen leyes para las relaciones entre los humanos, así también Dios estableció leyes para las relaciones íntimas. Puedo tener deseo de comer lo que otro está comiendo. Puede ser apetitoso y tentador. Seguramente disfrutaré del delicioso sabor si lo saco a escondidas y me lo como en privado, pero es erróneo, ilegal e inapropiado. De la misma manera, podemos sentir gran emoción y deseo de tener relaciones sexuales con alguien que no es nuestro cónyuge y disfrutar de una gran satisfacción corporal. Solo imaginarse estar con alguien que le atrae, con alguien que ha deseado, llevará su pasión a límites difíciles de controlar y puede tener gran satisfacción al tener relaciones sexuales. Esto ocurre porque una relación con un amante es muy intrigante y emocionante. No obstante, como es un acto de rebeldía a la voluntad divina tendrá que sufrir las consecuencias de su rebelión, aunque tenga satisfacción.

*«Las relaciones sexuales con un amante pueden ser muy apasionadas y estimulantes, pero quien decide vivir en desobediencia sufrirá las consecuencias inevitablemente».*

## INTIMIDAD EMOCIONAL:
### Presencia de empatía

Lo más fácil en la vida es conocer físicamente a una persona, pero es difícil comprender el mundo emocional, especialmente del sexo opuesto.

Recuerde que la intimidad espiritual es el primer paso a la intimidad integral. ¿Se imagina lo hermoso que es vivir en una relación donde no existen pecados que impiden la intimidad espiritual? ¿Ha experimentado la libertad y la paz que se siente cuando no existen relaciones pecaminosas? Sin duda existe una relación hermosa que produce alegría y felicidad cuando no existe pornografía, engaño ni infidelidad. Es maravilloso unirse con cariño y amor sin tener que mentir y engañar. Es hermoso tener relaciones sexuales con su cónyuge en cualquier momento y sin fingir sentimientos. Existe una libertad plena y motivadora cuando no está pensando en otro hombre o en otra señora.

Dios es absolutamente sabio. No nos creó solo cuerpo, mas bien decidió que también tuviéramos alma y espíritu y diseñó la intimidad para que tocara cada aspecto de nuestro ser. Dios se preocupó de diseñar todos nuestros miembros y les asignó funciones específicas a cada uno de ellos. Todos sabemos que el cuerpo juega un papel importante en la relación entre un hombre y una mujer. La Biblia nos enseña que Dios nos formó de esa manera. El salmista dice en el Salmo 139 que Él nos hizo completamente y que cada detalle de nuestro cuerpo fue su sabia idea. Nótense los versículos 13 al 16. Allí dice que Dios creó todas las partes de nuestro cuerpo y les asignó funciones específicas. Por lo tanto, todo nuestro cuerpo es útil y tiene necesidades que deben ser suplidas.

*«Es hermosa y estimulante la vida sexual cuando los cónyuges no solo tratan con ternura su cuerpo para sentir hermosas sensaciones, sino cuando son respetuosos de la dignidad, los sentimientos y también sus emociones».*

Nuestro cuerpo es parte de nuestro ser. No es solo un cascarón para vivir en este mundo, es parte de nuestra integridad. Cuando los seres humanos se unen sexualmente pueden tener hijos. Nos unimos también con ese propósito, pero a diferencia del resto del mundo animal, Dios nos diseñó con una dimensión distinta pues junto a la capacidad de tener relaciones para tener hijos, también puso la capacidad de sentir placer.

No solo disfrutamos de la procreación, sino también disfrutamos de la unión sexual por otras razones. No lo hacemos solo con la intención de poblar el mundo, sino también de satisfacer necesidades que Dios puso en nosotros.

Una de las formas esenciales en que nos convertimos en uno es juntando nuestros cuerpos, nuestros cuerpos son parte de lo que somos, no es solo «el lugar en el que vivimos», por eso la unión de dos cuerpos en las relaciones sexuales es la unión de dos seres: cuando disfrutamos de esa relación nos edificamos, cuando la hacemos erróneamente, nos dañamos.

Es verdad que cada vez que las parejas tienen relaciones sexuales, y tienen satisfacción, experimentan un nivel de intimidad, pero eso no significa que ellos estén experimentando el nivel de intimidad que les produce realización, y tal como fue creado por Dios.

Los animales se unen sexualmente cuando es tiempo de procrear y no tienen preocupación por tener una relación íntima que permanezca. Incluso aquellos animales que se unen para toda la vida, no tienen sentimientos, no pueden pensar, no pueden sentir. Cuando alguien mata a su parejas, no van a funerales ni lloran. Cuando es tiempo de juntarse otra vez, se vuelven a juntar, y cuando es tiempo de estar separados, se separan; sin sentir aquella necesidad de estar con su pareja. Simplemente se unirán cuando regrese la necesidad de volver a procrear.

*«La vida emocional sana de cada uno de los cónyuges y la relación emocional saludable y apropiada son clave para que exista intimidad adecuada».*

La vida emocional sana y la relación emocional saludable son clave para la intimidad. Ningún ser humano normal y con altos principios morales puede decir que es saludable tener relaciones sexuales con su cónyuge, cuando también tiene relaciones sexuales o está involucrado emocionalmente con otra persona. La verdad es que esto lo comprendemos no solo por la revelación bíblica del propósito divino, sino que también lo confirman las decenas de testimonios de los que han visto la destrucción como producto de su infidelidad.

### Consecuencias lamentables de una rebelión

Cesar, después de seis meses de asesoramiento, recién podía reconocer con sinceridad lo que él llamó «el infierno de mi vida matrimonial». Se había acostumbrado a tener sexo con varias mujeres. Poco a poco fue aumentando su pasión descontrolada y cada vez necesitaba más. Siempre quería descubrir algo nuevo. Para ello compraba videos pornográficos y su camino hacia la perversión parecía no tener ningún obstáculo.

Su esposa Marcia, una mujer sencilla e ingenua, aunque algo sospechaba, prefería callar debido a su dependencia emocional y económica. Había llegado a los Estados Unidos huyendo de la terrible situación económica de su familia. Ella quería salir de la pobreza, pero no como lo habían hecho algunas de sus amigas. Cuatro de sus amigas, por no tener una profesión y pasar por serias dificultades económicas, decidieron subsistir de cualquier manera. Dos vivían con hombres que les habían conseguido trabajo y con ellos no solo compartían un cuarto, sino también sus cuerpos. Aquellos hombres eran casados y tenían familia en sus países de origen. Las otras dos no aceptaban que les llamaran prostitutas, pero buscaban ganar dinero extra en los bares. Allí de vez en cuando seleccionaban a alguien que pasara la noche con ellas después de salir del bar en que trabajaban.

Para Marcia eso era lo peor. Se separó de sus amigas y comenzó a trabajar en una pequeña fábrica de ropa. Su sueldo era menos que el mínimo que debían pagarle y por lo tanto sus necesidades eran muchas. Poco a poco fue cortejada por el dueño de la fábrica. Después de un romance de un año, terminaron casándose.

Marcia era una mujer ingenua, dependiente de su marido e insegura. Características ideales para que un «don Juan» se aproveche. Eso fue exactamente lo que ocurrió. Después de todo, ese había sido el mundo de Cesar. Muchas de sus trabajadoras también se convirtieron en sus amantes, aunque Marcia fue la única que le exigió casarse antes de acostarse con él. No sé si por lograr su meta de tener relaciones con ella u otra razón, pero ante la exigencia de Marcia, aceptó el casamiento. Sin embargo, pronto volvió a sus andanzas. Cesar no entendía el terrible daño emocional y espiritual que se hacía a él mismo y la forma en que destruía a las mujeres.

Cuando Marcia descubrió todo, sus preguntas eran interminables y su lamento muy revelador. Me comentó: «Solo por un corto tiempo sentí que teníamos una relación saludable. Mi vida ha sido un infierno, vivo llorando y muy a menudo paso por serios momentos depresivos. Han sido noches de angustia y un gran sufrimiento que han afectado mis emociones». Después de meses de asesoramiento decidió terminar su matrimonio. Nunca pudo reponerse del daño emocional sufrido. Allí Cesar se dio cuenta de su terrible error. Decidió buscar mi ayuda. Caminamos un largo camino. El proceso no solo era difícil porque había perdido a su familia, sino porque su mente estaba perdida. Los años dentro del mundo del sexo sin fronteras dejaban marcas difíciles de remover. Años de pornografía inundando su mente eran imposible de olvidar. Años de pecado y de juegos emocionales no pueden dejar una mente sana. Dios no nos crea para esos juegos amorosos y estos pueden abrir un apetito que nunca se sacia. Dios nos creó para la moralidad y la fidelidad, para la relación fiel con libertad espiritual, salud emocional y un respetuoso encuentro físico. Todo lo demás, aunque no lo aceptemos y no lo creamos, nos destruye.

Cesar no solo había terminado destruido emocionalmente y con una relación espiritual afectada, sino que también los sentimientos de una fiel mujer que había decidido no jugar con sus emociones, su vida espiritual, ni tampoco con su cuerpo, sufrió las consecuencias dolorosas de una relación que por decisión de Cesar había sido pecaminosa.

Lo confirman los principios bíblicos y la experiencia. No puede existir una intimidad emocional saludable cuando no existe la pureza indispensable en la relación conyugal. El deseo de tener sexo con otra mujer u otro hombre puede asaltarnos constantemente. Solo se necesita tiempo de retiro sexual por las malas relaciones matrimoniales. Solo hace falta algunos conflictos y peleas en casa, y una buena atención y romanticismo en la calle y estamos en el momento de mayor vulnerabilidad. Esa pasión puede ser desbordante, pero no se justifica su satisfacción.

La intimidad emocional está relacionada con los sentimientos de la persona. Aun dentro de la relación matrimonial podemos afectar emocionalmente a nuestro cónyuge. Podemos unirnos físicamente pero ignorar lo que la pareja siente y eso es perjudicial para la relación. Muchas mujeres se sienten usadas sexualmente pues sus esposos no pueden detectar si ellas anhelan la relación sexual o si sienten rechazo hacia ellas. Para una mujer la relación sexual no comienza en la cama. Tampoco comienza al desnudarse. Comienza mucho antes. Ella toma en cuenta el respeto, el cariño y el buen trato que ha recibido. Para ella el romanticismo y las caricias juegan un papel importante. No son simples «juegos sexuales» como algunos los han llamado. Ella necesita buen trato mucho antes y caricias en el instante para preparase para un acto tan íntimo.

*«El maltrato, el abuso físico, sexual o verbal, no permiten que los cónyuges disfruten de una vida sexual normal».*

Para las mujeres son indispensables las caricias con ternura, la paciencia en la espera y la preparación para la relación sexual. Por ese amor que dice tener, el hombre tiene que cumplir la importante y hermosa labor de preparar emocionalmente a su esposa. Muchos hombres, por el apuro que produce su pasión y a pesar de sus buenas intenciones, no toman el tiempo adecuado para acariciar, besar y preparar el cuerpo y las emociones.

Existe intimidad emocional cuando no hay abuso, ni maltrato, ni manipulación; cuando no se exigen cosas que la mujer rechaza y el hombre quiere imponer porque es de su gusto y predilección. Existe intimidad emocional cuando el cónyuge se siente comprendido y sabe que sus emociones son importantes para su pareja. Cuando la mujer rechaza las caricias del hombre —las que son permitidas por Dios— el problema no es del hombre sino de la mujer que por rebeldía o ignorancia rechaza lo que necesita pues así fue diseñado por Dios. Cuando la pareja determina entender el propósito divino para la vida íntima y decide someterse, podrá complacerse mutuamente. Cuando tienen confianza, cuando pueden conversar y compartir sus sentimientos con sinceridad, cuando se apoyan en los momentos de dolor y de angustia preparan el terreno para la intimidad emocional.

Esa saludable situación espiritual prepara nuestra vida conyugal para la siguiente relación de intimidad que es la física.

## INTIMIDAD FÍSICA:
### Placer mutuo

Aunque sería fácil pensar que la unión de los cuerpos para sentir placer podría ser lo más fácil, la verdad es que debido a la falta de conocimiento muchos cometen errores. Demasiadas parejas tienen problemas para unir sus cuerpos de la forma que fue diseñada por Dios. Algunas parejas no han logrado comprender el mundo de diferencias que existen ni han entendido la importancia de desarrollar una intimidad física saludable.

Tomar en cuenta todos los aspectos es muy importante pues los beneficios de hacer lo correcto siempre son buenos. Al investigar el consejo de la Biblia y estudiar la compleja vida humana, he comprendido que es esencial seguir las instrucciones del Creador de la vida. Relacionarse al más alto nivel requiere de un gran esfuerzo y de comprender bien la vida sexual. Quienes disfrutan de una buena intimidad espiritual, porque se preocupan de los sentimientos propios y de su cónyuge, tendrán muy pocos problemas en su intimidad física y serán beneficiados al vivir amándose, satisfaciéndose y respetándose mutuamente.

*«Los cónyuges que disfrutan de una buena intimidad espiritual, de una saludable intimidad emocional y han adquirido el conocimiento imprescindible para que físicamente sean íntimos de verdad, reúnen todas las condiciones para disfrutar de una verdadera intimidad».*

La intimidad física es el acercamiento más tierno, respetuoso y delicado entre dos cuerpos humanos de diferente sexo, cuyo clímax no solo es el orgasmo, sino ese encuentro íntimo y la satisfacción mutua y placentera que experimentan esos seres humanos. La intimidad física es de vital importancia para la relación conyugal. Mientras más entiendo los conflictos de las parejas en sus relaciones sexuales, más se confirma la verdad de que el sexo no es un fin en sí mismo. El intento de tener sexo solo con un énfasis en la unión de los cuerpos impide la cercanía emocional necesaria para la saludable relación conyugal. No es de extrañarse que muchas mujeres no tengan deseos de tener relaciones sexuales con sus esposos por razones justas, aunque hay quienes las rechazan por sus propios problemas y el énfasis egoísta en su forma de pensar. En muchos casos, el mensaje que la mayoría de ellas quisieran comunicar a los maridos que están fallando al no tomar en cuenta los sentimientos y necesidades sexuales de su esposa es: «Estás teniendo relaciones sexuales como a ti te gusta, pero no como yo necesito y por lo tanto, me siento usada y no amada».

# CAPÍTULO OCHO

---— ✍ —---

## CLAVES PARA EL GENUINO
## PLACER SEXUAL

*«Para que se den las condiciones para que ambos cónyuges disfruten
de su vida sexual y tengan satisfacción regularmente, es esencial
que el hombre y la mujer conozcan muy bien sus diferencias
y no actúen egoístamente».*

Es muy fácil y natural buscar lo que nos gusta, pero es mucho más difícil tratar de hacer lo que le gusta a otra persona. Es difícil poner a alguien antes que nosotros. El egoísmo es una enfermedad muy difícil de notar por el propio paciente, pero quién tiene que dormir, comer, reír, pasear y tener relaciones sexuales con alguien egoísta vive bajo un constante martirio. Es casi imposible tener unidad e intimidad con alguien que hace que toda la vida, incluso la de los que le rodean, gire en torno a sus gustos.

Para disfrutar mutuamente de nuestra vida sexual debemos vencer al dragón del egoísmo que nos lleva a tener un inmoderado y excesivo amor por nosotros mismos. Esto nos lleva a atender en forma desmedida nuestros intereses y, por ende, descuidar los intereses de los demás. En las relaciones sexuales el egoísmo se manifiesta en el deseo del cónyuge de ser el centro de la atención. Vemos también la exigencia de que sus necesidades y deseos sean satisfechos aunque él o ella no se preocupe de las necesidades de su pareja.

Le advierto que empeñarse en esta labor de disfrutar de las diferencias y atender gustos diferentes no será una tarea fácil. Es muy difícil luchar contra uno mismo. Es ya bastante difícil luchar contra los malos deseos y peor aún tratar de ir contra sus buenos deseos llevados al extremo, a pesar de que ponen en peligro el bienestar de la relación conyugal.

## CONOZCA LAS DIFERENCIAS

Aunque vivimos en una época de revolución sexual y existe información por todos lados, esto no necesariamente significa que la sociedad ha aprendido a tener intimidad conforme al deseo divino. Existe buena información técnica que puede ayudarnos, pero existe un gran libertinaje y un marcado énfasis en las pasiones que han llevado la vida sexual a extremos no aprobados por Dios.

A pesar de toda la información, todavía encontramos cónyuges que se sienten usados, abusados, oprimidos, insatisfechos o ignorados. Estoy convencido de que la comunicación apropiada entre los cónyuges abrirá las puertas para no solo evaluar su situación actual, sino también para hacer cambios que pueden poner su vida sexual dentro de los límites saludables. La apertura y la sinceridad, así como el deseo de apoyarse y comprenderse, puede llevar a la pareja a cambios que son fundamentales para mejorar sus relaciones sexuales o corregir sus prácticas erróneas.

Si la pareja no dedica tiempo a comunicarse, a evaluar y a corregir lo incorrecto, su vida sexual perderá vitalidad y pasión. La comunicación abierta y sincera, y una buena actitud, son clave para compartir el genuino placer sexual de la relación conyugal. Revelar su vida requiere no solo de autenticidad, sino también valentía y honestidad. Para poder tener genuino placer sexual en su relación matrimonial deberán realizar una seria evaluación. Además, deberán confesar sus temores, pecados y frustraciones a Dios, y buscar la ayuda de un consejero sabio.

La Biblia no es un libro de instrucciones para la vida sexual, pero nos entrega los principios que revelan que Dios da valor a los seres humanos como seres sexuales y que da valor a las relaciones sexuales dentro del matrimonio.

*«Dios nos creó como seres humanos sexuales y da tal valor a las relaciones sexuales dentro del matrimonio que Él mismo se encargó de diseñarlas. Cuando cumplimos su diseño, no solo las disfrutamos, sino que suplimos una gran necesidad al practicarlas».*

## LAS DIFERENCIAS ENTRE LOS SEXOS Y LA RELACIÓN SEXUAL

Para unir nuestros cuerpos no se necesita mayor conocimiento, pero para unir nuestros corazones y tener intimidad saludable, es necesario aprender cómo satisfacer las necesidades de nuestro cónyuge. No se puede lograr esto si no conocemos cuán diferente somos.

La relación hombre y mujer, tal como la relación padre e hijo, la relación del hombre consigo mismo, etc., tiene leyes establecidas por Dios. Nuestro conocimiento de esas leyes y su respectiva aplicación son las que producen el éxito o el fracaso. Si violamos las leyes nunca podremos lograr nuestra misión y mas bien sufriremos consecuencias. Tampoco podemos tener una vida sexual saludable ignorando la creación divina. Dios nos hizo diferentes y debemos aprender a relacionarnos con esas diferencias.

### Viva la diferencia

La relación matrimonial nos plantea un gran desafío pues ningún ser humano es igual a otro. Existen diferencias genéticas y la crianza varía muchísimo de una familia a otra. Encima de todo eso, ¡tenemos sexos distintos! Sin embargo, para tener una relación saludable no solo debemos decir: «¡Viva la diferencia!», sino que debemos tomar la decisión de disfrutarlas.

El hecho de que somos distintos es algo hermoso, pero es también una de las más serias dificultades en la relación conyugal. Somos tan diferentes que sin un gran esfuerzo e investigación para entendernos, es imposible tener la comprensión necesaria para saber amarnos.

*«Es obvio que por ser personas tan distintas no sepamos cómo relacionarnos íntimamente. No podemos tener intimidad sin aceptar nuestras diferencias y hacer todo esfuerzo por conocernos, comprendernos y complementarnos mutuamente».*

## Las diferencias físicas obvias (y las no tan obvias)

Aunque es evidente que existen diferencias obvias entre el hombre y la mujer, al examinar más profundamente descubrimos otras diferencias elementales que no son tan evidentes pero que debemos entender si deseamos mejorar nuestra vida sexual.

### Diferencias en el cuerpo

No quisiera tomar mucho tiempo refiriéndome a lo que es obvio: las diferencias anatómicas. Aunque en mis conversaciones y sesiones de asesoramiento he notado que algunos hombres conocen las diferencias que pueden ver, muchos ignoran las diferencias que existen en áreas físicas que no son obvias ni perceptibles a simple vista.

Todos sabemos lo diferente que es el cuerpo de una mujer y el de un hombre. Los entendidos dicen que somos distintos hasta en el nivel celular. La mujer tiene una constitución que le ha ayudado a tener mayor longevidad.

Para algunos puede resultar extraño saber, por ejemplo, que la mujer generalmente tiene más grande el estómago, los riñones, el hígado y el apéndice; y más pequeños los pulmones. Tienen más tendencia a cansarse y son más propensas a desmayarse pues su sangre contiene más agua. El corazón de la mujer late más rápido: 80 latidos por minuto, contra 72 del hombre. Incluso la presión sanguínea es diez puntos más baja que la del hombre y es mucho menos propensa a la hipertensión, por lo menos hasta la menopausia. Lo maravilloso es que Dios creó al hombre, hombre y a la mujer, mujer y por ello, aunque nuestros cuerpos tienen similitudes, también son muy diferentes.

### Diferencias en las funciones corporales

Prácticamente cada célula del cuerpo femenino y masculino son diferentes. El cuerpo de ellas tiene funciones exclusivas y que le dan características especiales. Otra diferencia que es importante destacar porque afecta mucho las relaciones entre marido y mujer son las funciones orgánicas. La menstruación, el embarazo y la lactancia son funciones orgánicas muy importantes y exclusivamente femeninas. Lo que muchos hombres, y también muchas mujeres no saben, es que estas funciones influyen grandemente en la conducta y en los sentimientos de la mujer.

La glándula tiroides trabaja en forma diferente en los dos sexos y tiene una influencia importante. La tiroides de la mujer es más grande y más activa. Se agranda durante el embarazo y también durante la menstruación. Esto hace que la mujer esté más propensa al bocio, que es el aumento nodular de la glándula tiroides, o al hipertiroidismo, que es un aumento en la función de la glándula tiroides y que origina trastornos como la taquicardia, el temblor, el adelgazamiento, la excitabilidad, etc.

El hecho que la tiroides de la mujer sea diferente le da la posibilidad de que tenga más resistencia al frío, aunque eso no significa que siempre las mujeres sean menos friolentas que los hombres. Esta diferencia también está relacionada con la suavidad de su piel, con la ausencia relativa de pelo en su cuerpo y con la delgada capa de grasa subcutánea. Estos son elementos importantes en el concepto de la belleza personal. También la tiroides contribuye a la inestabilidad emocional de la mujer. Ella se ríe y llora con más facilidad que el hombre. Pero, además de estas diferencias fisiológicas, cada uno de los dos sexos ha sido bendecido con una gran variedad de características emocionales únicas.

Estoy convencido de que gran parte del éxito de la relación conyugal y de una buena vida sexual depende de la sensibilidad y sabiduría del hombre para entender el mundo tan distinto de la mujer. Por esto estoy seguro que una mujer no tendría dificultad en respetar y acercarse a un hombre tierno y caballeroso que demuestre su conocimiento de la mujer amándola y preocupándose por ella.

*«Estoy seguro que una mujer no tendría dificultad en respetar y acercarse a un hombre tierno y caballeroso que demuestre su conocimiento de la mujer amándola y preocupándose por ella».*

Las encuestas han demostrado que la tranquilidad en el hogar es lo que más anhelan los hombres. Lo paradójico es que somos los hombres los que tenemos la mayor responsabilidad para que esta interacción pacífica se produzca. Tristemente, algunos esperan que sea la esposa quien asuma la responsabilidad aunque les encanta ser reconocidos como los líderes de su familia.

Por experiencia sé que para poder disfrutar de una relación de paz en el matrimonio, necesitamos entender el mundo de la mujer y tomar el liderazgo en el manejo de las situaciones conflictivas. Para eso Dios nos diseñó. Él nos creó con las características para asumir ese rol. Si dedicamos más tiempo en descubrir ese mundo tan secreto para nosotros los hombres y si hacemos una evaluación sincera, podremos descubrir que aun sin querer, estamos lastimando a nuestras esposas en ciertas áreas. No obstante, solo identificar nuestras fallas no es la meta que persigo. Quiero que aprenda a descubrir sus equivocaciones y comience a luchar por encontrar la fórmula para evitar causar daño a quien dice amar.

Las mujeres no pueden cambiar las cosas peculiares que Dios puso en ellas y tampoco podemos hacerlo los hombres. Ellas sienten que no pueden actuar, pensar y reaccionar como hombre ni nosotros como mujeres. Ellas anhelan de todo corazón ser comprendidas, aunque por su naturaleza pecaminosa y falta de conocimiento a veces sean ellas mismas las que complican las cosas. Por supuesto, lo mismo es verdad en la actitud de nosotros los hombres. Ellas no pueden ver la vida sexual de la misma forma que un hombre, ni tampoco podemos nosotros verla como las mujeres. Es precisamente por ello que necesitamos más comprensión mutua. Ellas no pueden tener la misma percepción que la que tenemos los hombres, pero tampoco podemos nosotros percibir la vida y los acontecimientos en forma femenina. Para lograrlo necesitamos tener empatía mutua.

## Perspectiva emocional

Las mujeres tienden a ser más personales que los hombres en sus relaciones. Enfatizan más en la cercanía emocional y generalmente están interesadas en construir relaciones interpersonales más profundas. Establecen nexos intensos y esperan que sus relaciones estén marcadas por una constante expresión de sentimientos.

El enfoque emocional de la mujer es inmensamente motivador y le permite mantener una preocupación genuina —y muy necesaria— en detalles que los hombres pasamos por alto. El dolor que sienten cuando se produce lejanía en sus relaciones las hace buscar ayuda con mayor facilidad. Ellas son las que compran libros y buscan consejo con más frecuencia cuando se dan cuenta que existen problemas en su relación conyugal. Por su sensibilidad, tienden a buscar una relación más cercana con Dios y se dedican más a las cosas espirituales.

*«Las mujeres anhelan tener una relación profundamente emocional con una conexión práctica y racional, y los hombres desean tener una relación profundamente práctica con cierta conexión sentimental y emocional».*

Generalmente las mujeres tienen mayor interés y más habilidad para expresar sus emociones. Por lo regular no tienen dificultad en mostrar sus sentimientos y no les molesta que otras personas sepan sus problemas. Nosotros los varones creemos que podemos solucionar todo sin consultar a nadie y odiamos que nuestras esposas informen a otros de nuestros problemas. Por ello, rara vez buscamos ayuda y nos encerramos cuando se trata de compartir nuestras emociones. Tendemos a preocuparnos más por el panorama general que por los detalles y por las cosas prácticas que por las situaciones emocionales o espirituales.

Por instinto, la mujer tiene una cualidad especial que le hace ver con mayor anticipación que el hombre determinadas cosas que no son obvias. Algunos le han llamado un «sexto sentido», pero la verdad es que hay algo en ellas que les hace más conscientes de determinados peligros. Debido a que esto es parte de un proceso mental del que no siempre están al tanto, no pueden explicar determinadas percepciones o sentimientos, pero muchas veces advierten peligros que nosotros no vemos. Pueden sentir algo o percibir algo con respecto a una persona, cosa o evento que puede hacerlas muy sabias y preventivas o convertirlas en desconfiadas, celosas y sospechosas. Por su acierto en ciertas percepciones, tienden a creer que siempre están en lo correcto aunque a veces están equivocadas.

La mujer desde el inicio tiene más conciencia de lo que debe ser su relación conyugal. Por instinto, son más proclives a la cercanía y al cariño. Nosotros, para tener una relación saludable, dependemos más de las técnicas aprendidas y de la determinación para aplicarlas. Es paradójico que quienes debemos tomar el liderazgo somos los que menos queremos tomar el tiempo para aprenderlas.

A nosotros nos interesan más las conquistas que las cosas sencillas. Tenemos más placer e interés en el desarrollo de nuestra vocación que en nuestra relación. Nos interesa más llegar a la meta que disfrutar el panorama del camino. Queremos llegar rápido en vez de ir contemplando la carretera lentamente. Cuando de ir de compras de se trata, los hombres preferimos ir directo a comprar lo que nos hace falta, en vez de curiosear un rato y hasta comprar cosas diferentes de las que planificamos.

Las esposas tienden más a sentirse parte de su entorno y echar fuertes raíces. Su casa se vuelve tan de ella que adquiere un gran celo o le es difícil abandonarla. Se enlaza con el medio ambiente, mientras que nosotros, aunque nos interesa, no nos sentimos atados al ambiente que nos rodea. Por esto, a las mujeres les da más trabajo ajustarse a los cambios y tomar nuevos desafíos.

## Vida sexual diferente

Es necesario entender que conocer todos los aspectos fisiológicos de las relaciones sexuales, y practicarlos, no es la respuesta total a las necesidades del hombre y la mujer. Como ya hemos dicho, las relaciones sexuales van mucho más allá de conocer todas las técnicas o conocer cada detalle del cuerpo. Dios no solo nos dio un cuerpo para unir, también nos dio corazones que necesitan ser íntimos. Por ello notará que en este libro hay un permanente énfasis en la intimidad integral. Pero este es el momento de enfocar en la parte física de la relación matrimonial y por ello enfocaré en las difíciles, pero hermosas diferencias que Dios diseñó con tanta sabiduría, aunque para nosotros sean un desafío diario.

## Énfasis

Generalmente el hombre pone más énfasis en el aspecto físico, mientras que la mujer enfatiza en las relaciones interpersonales. Esto no significa que al hombre no le interese las relaciones o no le interese ser emocional. Tampoco significa que a la mujer no le interese el físico, mas bien trato de comunicarle que hay énfasis que fluyen en forma natural y por eso son más acentuados. Acostumbro a decir en mis conferencias que las relaciones sexuales para un hombre pueden comenzar cuando ve el cuerpo de su mujer y solo cuando están en la cama. Sin embargo, las relaciones sexuales de una mujer comienzan al compartir con su marido momentos de ternura. Se fundamentan en la relación de respeto y romántica que él tenga con ella mucho antes de llegar al dormitorio.

## El error de Elena

Por supuesto que esta diferencia no le da una excusa a la mujer para tomar la actitud de Elena. Al exponer sus conflictos en la vida conyugal, me dijo que su esposo no la trataba con cariño sino solo cuando quería sexo y por eso ella se oponía en muchas ocasiones a tener relaciones sexuales con él. Pero al iniciar el proceso de asesoramiento y al confrontar a su esposo me di cuenta que no me había dado la historia completa, sino que había compartido su percepción personal. En el proceso descubrí que Elena era una mujer con serios problemas de carácter. Su carácter era muy sensible y sus reacciones impensadas. Se enojaba con facilidad y por pequeñeces, y además, guardaba el enojo y postergaba la resolución del problema hasta que su esposo se acercara, aunque no siempre él fuera culpable del problema. Jorge decía que no podía ni hacer el intento de acercarse a ella por semanas. Lamentablemente esta era una situación que se repetía muchas veces debido a sus constantes enojos. Es cierto, la relación sexual de una mujer no debe comenzar en la cama, pero ella también tiene la obligación de hacer todo esfuerzo por mantener las relaciones cordiales y no vivir en constante tensión. Es cierto que Jorge se comenzaba a acercar a ella lentamente cuando estaba desesperado por tener relaciones sexuales, pero ¿a quién más podía acercarse para suplir su necesidad? Es cierto que se estaba acercando por interés, pero ¿hasta cuándo esperaría si su esposa podía pasar semanas sin acercarse y siempre creía que él estaba equivocado y ella era la víctima? Ambos estaban cometiendo errores, pero no confrontaban el problema con sabiduría y se culpaban mutuamente.

La situación de tensión, el trato inadecuado o la distancia que existe en la pareja afecta el deseo sexual de la mujer. Pero ella también puede levantar una barrera innecesaria. A pesar de que exista enojo o no se hablen por días, al sentir o ver el cuerpo de su esposa, el hombre puede sentir estimulación y buscar la relación sexual sin sentirse afectado por la distancia que han mantenido. Es por eso que muchas mujeres se sienten usadas, aunque sus esposos no tengan la intención de hacerlo.

Por otro lado, también es cierto que no estamos planificando tener una discusión con nuestra esposa y después tener relaciones sexuales. La discusión ocurrió tal como ocurrió el beso al entrar a casa y la risa después de un chiste. Como el estímulo del hombre no se afecta por una discusión, creemos que a la mujer tampoco debería afectarle. Sin embargo, la realidad es que no solo le afecta, sino que si ambos no son sabios, también puede dañarle. Como la mujer sabe que hasta las más pequeñas discusiones le afectan, debe aprender a lidiar con los resentimientos y con la tendencia de que le afecten las tonterías y evitar agrandarlas.

> *«Debido a que el hombre puede estimularse tan solo al ver el cuerpo de su mujer y busca tener relaciones sexuales aunque recién hayan discutido, muchas mujeres se sienten usadas pues sienten rechazo a unirse sexualmente cuando recién las han herido».*

Muchos hombres olvidamos rápidamente cualquier conflicto cuando acercamos nuestros cuerpos al irnos a acostar. Así como una mujer por instinto maternal sentirá ternura por su hijito aunque recién le haya desobedecido, así por instinto varonil, los hombres podemos ser excitados por el cuerpo de nuestra esposa aunque recién nos hayamos enojado. Cuando esto ocurra, la esposa debe confrontarlo, con amor, especialmente cuando haya cometido una tontería. Ella debe buscar la forma de dilucidar rápido la situación para que la relación no se afecte seriamente.

### Forma de ver la vida

La forma en que el hombre y la mujer ven la vida también es muy diferente y tiene un efecto en su vida sexual. Los hombres tendemos más a vivir nuestros días dividiéndolos en secciones. Nuestra jornada diaria se van desarrollando en etapas. Nuestro diario vivir es como si fuera una tienda de departamentos. Nos vamos al trabajo y permanecemos encerrados en esa sección de nuestro día. Quedamos enfocados en ese departamento y no queremos interrupciones. Por ello para muchos hombres, aunque no lo admitan, es molesto o inapropiado que sus esposas les llamen al trabajo. Están concentrados en su mundo y sienten que pierden la concentración (aunque en forma muy extraña no la perdemos ni nos molestamos cuando nos llama un amigo o conversa con nosotros de trivialidades alguna compañera de trabajo).

Así como nos conectamos con el trabajo, así también los hombres necesitamos desconectarnos de ese departamento antes de conectarnos con otra actividad. Si tiene automóvil, al regresar de su trabajo inicia su departamento de carreras. Allí va conectado a otro mundo. Si va en el microbús va en su sección de distracción o turismo. Luego al llegar a su casa necesita un tiempo de relajamiento e intentará conectarse a algo de su preferencia. Algunos prefieren las noticias en la televisión, otros la lectura del periódico o un partido de fútbol en el canal de deportes. Allí se conectan en forma automática y será difícil sacarlo de su concentración. Por esto a algunos les desagrada ayudar, a otros les molesta que les pidan cuidar a los niños mientras la esposa prepara la cena. Muchos no responden rápidamente cuando la esposa les llama a comer. Esto no ocurre porque sean desconsiderados en forma natural, sino porque conectarse, concentrarse y desconectarse es un proceso normal en el hombre. Sin embargo, algunos pueden volverse insensibles y desconsiderados aunque no lo hayan planificado. No es fácil para un hombre interrumpir su conexión con algo de su predilección. Cuando ya logra desconectarse del canal de deportes se conecta a la sección restaurante y la comida es su énfasis a partir de ese momento. Hay momentos en que solo se escuchará el ruido del tenedor y el cuchillo, o las conversaciones se limitan a respuestas cortas y despreocupadas. El hombre está conectado a su variedad de comidas y sabores. Luego, si existe una discusión, «busca sus guantes de box» y se concentra en el departamento de reclamos y peleas y está listo para utilizar sus técnicas para enfrentar la situación. Dependiendo de su carácter, formación y actitud, algunos vociferan, gritan y discuten acaloradamente. Otros discutirán por un momento y luego dejarán a su víctima rumiando sus pensamientos y lamiendo sus heridas y ellos desaparecerán en una insensible retirada. Algunos se enojarán muchísimo, otros con menos intensidad, pero todo eso puede cambiar rápidamente. Solo necesita ver a su esposa desnudándose para acostarse y el hombre comenzará su sutil y astuto acercamiento para ver si encuentra alguna oferta en ese momento. El hombre se olvida de todos los demás departamentos y se concentra en su enfoque del momento. Llegó la noche y entró en su departamento de sexo, y así, en forma triunfal anhela terminar su día.

Para la mayoría de las mujeres la vida es una película llena de detalles y multicolor. Una persona me dijo alguna vez: «Mi mujer es histórica». «Será histérica», repliqué. Él rápidamente me dijo: «Bueno, creo que es las dos cosas. Es histérica porque muchas cosas le molestan y se indigna, e histórica pues se acuerda de todos los problemas y también de toda mi familia».

Esa es una gran verdad que es buena y mala a la vez. Recordar todo lo necesario y confrontarlo sabiamente es bueno; sin embargo, recordar detalles insignificantes que le afecten y le hagan molestarse, no es nada provechoso. Olvidar todo y que no le afecte nada tampoco es bueno y es un extremo. Debido a su naturaleza, la mujer mantiene en su memoria los acontecimientos del día y mezcla todo lo vivido. Ellas no ven la vida en secciones. En la mente femenina, la vida ocurre de forma panorámica y esto tiene serios efectos en la relación conyugal. Los hombres que no comprenden esta verdad viven molestos y discuten constantemente. Quisiéramos que nuestra esposa también viviera la vida enfocada y pasando por secciones, para que no se acordara de los malos ratos, el cansancio y las discusiones. Sin embargo, no pueden evitarlo, ¡Dios las hizo así! Las mujeres también se sienten confundidas. Se preguntan cómo su esposo puede querer tener relaciones sexuales después de una discusión. Si ella no tiene deseo de acercarse, por supuesto que se imagina que él debería sentir lo mismo. Sin embargo, él olvida en poco tiempo... especialmente si desea tener intimidad. Debido a que el hombre puede ser estimulado con solo ver a su esposa, ese estímulo le hace ignorar todo lo vivido, incluso la discusión de unos minutos atrás y por ello buscará las relaciones sexuales en forma normal.

Generalmente la mujer no tiene ningún deseo de tener relaciones con quien ha sido insensible o según ella, le ha maltratado. Estas diferencias de opiniones y formas de ver la vida producen una fuerte tensión en la relación. Algunas esposas, por temor a causar un problema mayor o para evitar que pasen los días y su esposo vaya aumentando su deseo sexual se vuelva más vulnerable a las tentaciones, deciden ceder y tener relaciones sexuales aunque no sientan ningún deseo. Esto les produce un conflicto emocional que les impide la concentración y más bien sienten rechazo. En algunas ocasiones, por el enojo, la falta de deseo y el haber cedido, se encuentran totalmente desconcentradas y no logran sentir satisfacción en la relación sexual. Algunas comienzan a fingir la satisfacción, y mientras más lo hacen, más pueden bloquear su deseo sexual y aun llegar al extremo de rechazar las relaciones o acostumbrarse a no sentir satisfacción.

*«El hombre desea que su esposa viva la vida enfocada,*
*sin preocuparse en los detalles y sin enfocarse tanto en las*
*emociones pues cree que así evitará los recuerdos desagradables*
*y tendrán menos discusiones. Ella desea que su marido sea más*
*emocional y se preocupe también de los detalles de la vida*
*pues cree así podrá sentirse más comprendida».*

El hombre, por su parte, siente la necesidad y el estímulo, y cree que como consecuencia debe buscar la satisfacción. No está enfocando en las experiencias dolorosas que han vivido. Esto no siempre es una forma de ignorar porque él tenga la culpa y quiera evitar admitirlo. Aun cuando el hombre no es culpable y ha sido herido injustamente, tiende a ignorar todo por el estímulo que experimenta al ver a su esposa y desearla sexualmente.

Muchos hombres creen que al juntar su cuerpo al de su esposa —aunque haya existido alguna dificultad— si el deseo sexual existe, nada puede impedir su normal satisfacción. Él cree que si se siente así, la mujer también debería sentir lo mismo, especialmente si lo ama como dice amarlo.

La visión integral de la mujer o su visión panorámica de la vida, unida a su énfasis en las relaciones interpersonales le lleva a creer que no debería tener ese tiempo de búsqueda de la intimidad. La verdad es que en parte tiene razón. No debemos buscar tener intimidad cuando existe una pared de ladrillos que hemos ido construyendo y que precisamente son los obstáculos que impiden tener cercanía. Pero tampoco debemos evitar sacar los ladrillos de la pared que nosotros mismos hemos construido. Las esposas están equivocadas si quieren evitar la búsqueda de la intimidad solo porque no quieren enfrentar el problema. Él y ella deben ser sabios y buscar eliminar cualquier obstáculo que les esté impidiendo tener relaciones íntimas saludables.

*«Las mujeres no deben buscar tener intimidad cuando existe una pared construida con los ladrillos de la insensibilidad e incomprensión de su marido, pues estos impiden una verdadera cercanía. Pero ellas tampoco deben evitar la búsqueda de la intimidad solo porque por su incomprensión e insensibilidad no quieren enfrentar el problema y botar los ladrillos que producen la lejanía».*

## La forma de estimularse

Aunque a ambos les agrada ver, tocar, sentir y hacer otras cosas más durante su relación sexual, también existe un énfasis más característico de cada sexo. Nosotros los hombres somos estimulados primariamente por la vista y las mujeres por el contacto corporal. Las caricias con ternura provocan en ellas sensaciones que los hombres comenzamos a sentir sin siquiera ser tocados o tocarlas, y con tan solo mirarlas.

Nosotros damos importancia a los olores y tan solo con un buen perfume podemos quedar atrapados. Por su parte, ellas dan mucha importancia a las actitudes que los hombres demostramos. Nosotros damos más énfasis a ese tierno cuerpo y nos encantan las sensaciones que nos provoca tan solo observarlo y nos sentimos mucho más estimulados cuando conseguimos acariciarlo.

Las mujeres no necesariamente reciben estímulo al ver a su marido desnudo. Muchos hemos tenido la experiencia de querer pasearnos desnudos con aires de conquistador y hemos sido enviados a vestirnos porque el espectáculo no es el mejor. Ellas son estimuladas por los toques llenos de ternura y que no demuestren la intención inmediata de tener una relación sexual. A ellas les encantan las palabras tiernas y cariñosas que al ser unidas a la buena actitud demostrada por su esposo durante el resto del día, les produce una buena conexión. Ellas fueron animadas y se alegraron por la ayuda que su esposo les brindó y el apoyo físico que les ha demostrado. Esas acciones no necesariamente la han estimulado, pero sí le pueden motivar a estar más abierta a la posibilidad de más cercanía. Esa pequeña apertura, unida a la actitud tierna y sin presión de su marido y las caricias de su agrado que él le propicia, la preparan para sentir la estimulación que ella necesita.

## Necesidades diferentes

Dios nos creó con necesidades que deben ser suplidas. Él nos conoce y entiende bien tanto al hombre como a la mujer y sabe que no podemos alcanzar la realización sin suplir las necesidades que Él con tanta sabiduría puso en nosotros. Aunque existen necesidades que son comunes, también existen necesidades diferentes y exclusivas de cada sexo.

## Necesidad de respeto y honra

El hombre anhela sentir el respeto de su amada. Aunque no seamos los líderes que deberíamos ser, ya sea por nuestra decisión o por ignorar el rol que se nos ha asignado, en lo profundo de nuestro ser tenemos una permanente necesidad de respeto. Por naturaleza, la mayoría de los hombres quieren que lo reconozcan en su familia como proveedor responsable. Nos gustan que confíen en nosotros y nos sentimos motivados cuando nos damos cuenta que nuestros esfuerzos traen buenos resultados.

Los hombres somos movidos por muchas cosas, pero primariamente por las metas que alcanzamos. Nos sentimos contentos con nuestros logros y destrozados si no podemos cumplir con nuestra responsabilidad de sostener a nuestra familia. Si quiere ver a un hombre destruido, solo quítele sus logros y se sentirá un fracasado. Queremos ganarnos el respeto de los demás y lo necesitamos para nuestro desarrollo normal en la vida.

La mujer es un vaso frágil que da la vida por sentirse honrada. No en vano el apóstol Pedro exhorta a los hombres que traten a sus esposas como vasos de honra. Dios las creó con esa necesidad. Cuando los hombres no cumplimos con esa responsabilidad y no suplimos su necesidad de honra, ella siente un vacío que ni el trabajo, ni los hijos, ni otras personas pueden llenar. Una mujer que se siente honrada por su marido y respetada por sus hijos tiene una autoestima muy saludable. La relación romántica con su marido, y de cariño y respeto con sus hijos, le hace sentir una de las más grandes satisfacciones que una mujer puede experimentar.

*Cuando el hombre, por ignorancia, irresponsabilidad o por enfocarse en la actitud errónea de su esposa, no suple la necesidad de honra que Dios puso en ella, deja un vacío que produce gran frustración.*

*Cuando la mujer, por ignorancia, irresponsabilidad o por enfocarse en la actitud errónea de su esposo, no suple la necesidad de respeto que Dios puso en él, deja un vacío que produce severa insatisfacción.*

## Necesidad física y necesidad emocional

Los hombres damos la vida porque nuestras esposas sientan necesidad de una unión física constante en la vida sexual. Queremos que nos toquen, se sientan estimuladas y busquen de unir sus cuerpos. Pensamos que si esa es nuestra realidad, «lo normal» es que ellas también lo deseen. Los hombres no queremos tantas vueltas ni tanto sentimiento. Sin embargo, Dios no las hizo así y no pueden sentir de esa manera.

Los hombres preferimos jugar muy físicamente, queremos unos manotazos con los hijos, luchar con fortaleza y darnos unas cuantas patadas. De la misma manera, en nuestra relación tendemos a buscar más acercamiento físico. Los hombres no necesitamos tanto detalle y cuando llegamos a casa queremos ser prácticos. No deseamos tantos cuentos o reclamos emocionales sobre la conducta de nuestros hijos, ni que nos den muchas vueltas para darnos un informe emocional de lo que ellas vivieron en casa. Por lógica, también esperamos lo mismo de ellas. Esperamos que se preocupen más por nosotros físicamente que de preguntarnos qué sentimos. Preferimos que se preocupen más por nuestros deseos físicos que por nuestras emociones y sentimientos. No esperamos tantos detalles de sus sentimientos y buscamos la forma de hacérselo saber.

Los hombres generalmente queremos menos palabras y más acción. Anhelamos que nos toquen y nos deseen cuando nosotros queremos, cómo queremos y dónde queremos. He escuchado muchos testimonios de hombres que se sienten rechazados porque sus esposas no sienten lo mismo que ellos. Algunos han confesado que creen que no los quieren como ellos las quieren a ellas. Para la mayoría de los hombres la expresión física de nuestra relación es una de las áreas más importantes y creemos que deben ser más habituales. Muchos queremos andar tocando o que nos estén tocando.

La mujer anhela con todo el corazón que su marido no se enfoque tanto en su cuerpo como en su alma. Aunque ellas desean que las toquen, tampoco desean que la vivan acosando físicamente. Anhelan compartir su mundo emocional a su manera y cuándo quieren, cómo quieren y dónde quieren. Y por supuesto, es porque lo necesitan. No es un capricho o una ocurrencia. Es una necesidad que debe ser equilibrada y que el esposo debe satisfacer con amor y comprensión.

La esposa da la vida porque su cónyuge la necesite emocionalmente. Obvio, eso es lo que ella más necesita, y cree que si él la ama, debería acercarse más emocionalmente. El esposo debería buscarla más a menudo para contarle las angustias, conflictos y dolores que experimentó en el trabajo. No obstante, sus respuestas cortas y enfocadas le comunican a ella que él no debe quererla tanto, pues no quiere abrir su corazón. Algo debe andar mal. Algunas mujeres piensan que porque él enfatiza más en lo físico, se está yendo al extremo. Creen que es anormal que su esposo piense tanto en su cuerpo y quiera tocarlo tan continuamente. Pero la verdad es que si el marido tiene un enfoque en su esposa y con ella juega y bromea, y además, la toca sensualmente, no es un desequilibrado. Muchas mujeres me han compartido sus experiencias de decepción por la actitud tan «errónea» de su esposo sin tener la capacidad de ver el otro lado de la moneda. Ella comete el mismo error que su marido. Se equivoca al esperar que él sea y sienta como ella, y lo mismo ocurre con él.

Las mujeres anhelan las caricias y el encuentro físico, pero prefieren que antes exista la conexión emocional. También desean ser deseadas físicamente, pero no como el hombre. No puedo imaginarme una mujer que no desee con todo corazón que su cuerpo le guste a su marido. No puedo imaginarme a una mujer que no se alegre cuando su marido tenga deleite en tocar su cuerpo. Sin embargo, más que sentirse unida corporalmente, ella anhela sentirse amada íntimamente. Anhelan que la deseen de verdad, pero por sobre todo, desea una intimidad genuina y verdadera.

*«En su búsqueda de intimidad muchas mujeres cometen el mismo error que sus maridos. Se decepcionan esperando que ellos actúen como ellas y ellos se frustran esperando que ellas actúen como ellos. Los hombres seguirán actuando como hombres y las mujeres como mujeres. Eso nunca debe cambiar. Lo que sí debe cambiar es el grado de comprensión y empatía permanente que debe existir entre los sexos. Ellas desean que las deseen de verdad, pero por sobre todo, ellas desean un acercamiento integral con una genuina y verdadera intimidad».*

## Respuesta sexual acíclica y cíclica

Muchos enfrentan serios conflictos en su vida sexual porque esperan de su cónyuge algo que no puede dar ni puede ser. La mujer no puede actuar como hombre ni el hombre como mujer en su respuesta a la vida sexual. Aunque las feministas intenten convencernos que somos iguales, la realidad es que somos diferentes anatómica, biológica y emocionalmente.

La necesidad sexual masculina permanente, por lo general empuja al hombre a buscar satisfacción con más frecuencia. Cuando esa necesidad no es satisfecha, los hombres experimentamos una presión sicológica creciente que exige satisfacción. Las vesículas seminales poco a poco se van llenando hasta que llegan a su máxima capacidad. Entonces, el marido comienza a sentir mayor necesidad y se hace cada vez más sensible a la estimulación. Una mujer puede excitar menos a un hombre satisfecho sexualmente que a uno insatisfecho. La mayoría de las mujeres no experimentan ese aumento de intensidad. Mas bien pueden ir perdiendo el deseo y con menos práctica, sentir menos necesidad. En el hombre existe una fuerza bioquímica que le presiona a tener más intensidad y más regularidad. El deseo femenino tiene la tendencia a ser cíclico; es decir, puede sentir que aumenta su deseo después de un «ciclo»; como por ejemplo, su calendario menstrual. El hombre no necesita un ciclo y puede excitarse en cualquier momento. Cuando no comprendemos las diferencias en el deseo sexual se producen frustraciones que suelen llevar al enojo. Él puede vivir molesto porque la esposa no está lista para tener relaciones sexuales con la frecuencia que él desea. Ella puede sentirse culpable o creer que está enferma por no sentir deseo regularmente. El cónyuge con mayor inclinación sexual —el hombre y en algunos casos la mujer— puede creer que la pareja no le ama lo suficiente, o no le gusta su cuerpo o no está satisfecho con la forma que realizan la vida sexual. Por otra parte, el cónyuge menos activo puede sentirse triste o experimentar complejos de culpa, o incluso vivir molesto cuando es presionado.

Las actitudes que tenemos hacia la vida sexual han sido condicionadas durante la infancia y la adolescencia. La formación errónea, las estructuras religiosas extremas que ven el sexo como sucio o el libertinaje sexual, van formando la respuesta de la persona. Sin embargo, no debemos olvidar que Dios nos hizo diferentes. No es solo porque somos hombres y mujeres, sino también porque cada individuo es un ser único.

Estoy convencido que debemos aprender a conocer y aceptar nuestra sexualidad, y la de nuestro cónyuge. Cuando aprendemos a tener empatía, tomar en cuenta el deseo de nuestra pareja y nos ponemos de acuerdo en lo imprescindible, podremos disfrutar de una vida sexual saludable.

> *«Cuando aprendemos a tener empatía, respetar el deseo de nuestro cónyuge y nos ponemos de acuerdo en lo imprescindible, tenemos posibilidad de disfrutar de una vida sexual saludable».*

### Concentración enfocada y concentración delicada

Los hombres somos más enfocados durante la actividad sexual.

Pensamos más en lo que estamos haciendo en lugar de pensar en lo que está ocurriendo alrededor. Es difícil sacarnos de nuestro enfoque. En cambio, la concentración de la mujer es mucho más delicada y por lo tanto, más vulnerable. No es difícil entender por qué las mujeres se distraen más fácilmente que los hombres. Ellas pueden preocuparse de cosas y detalles que el hombre ni siquiera toma en cuenta. Puede desconcentrarse con facilidad y esto afecta su continuidad. Es sensible a que la vean y le molestan los ruidos. Cuando hay mucha luz, cuando la cama hace ruido, o si escucha a los hijos jugando en el otro dormitorio, es seguro que perderá la concentración. Por lo general, se preocupan de los olores y la limpieza y no pueden concentrarse si notan algo desagradable. Las manos ásperas, la barba crecida, los bigotes que le pinchan, también le afectan.

Estas diferencias no tienen por qué ser motivo de resistencia, frustración o ataque en la relación. La pareja debe aprender a reconocer estas diferencias y evitar los elementos externos que pueden llevar a perder la concentración. Los hombres debemos evitar que haya cosas que desconcentren a la esposa. Y la mujer también debe decidir eliminar todo aquello que ella sabe distrae su concentración en la relación con su esposo. ¿Quién mejor que ella para hacerlo?

*«Debido a que la mujer se desconcentra fácilmente durante la relación sexual, ambos deben tomar todas las medidas preventivas para evitar lo que produce molestia y frustración, y puede ser un obstáculo para tener una satisfacción apropiada».*

### Respuesta rápida y respuesta lenta

La mujer responde lentamente al proceso de preparación; es decir, no se excita rápidamente. Necesita caricias y mucha concentración en esta etapa de excitación. Es ideal que ambos entiendan que debido a lo delicada y sensible que es, la mujer debe ser la autoridad en su excitación. Deben ponerse de acuerdo para que ella dirija a su esposo por los hermosos senderos que le conducirán a descubrir los tesoros de su excitación.

Durante esta fase, el clítoris es una de las áreas receptoras de estímulo más importantes. No obstante, algunas mujeres prefieren la estimulación alrededor del clítoris y con mucha ternura, y otras prefieren las caricias en cualquier parte del cuerpo antes de llegar a su órgano genital. El esposo, como está buscando una respuesta que se llama excitación, debe hacer lo que ella necesite. Mientras más se excita, más sensible se hace el clítoris y más posibilidad hay de sentir dolor. Esto implica un riesgo a perder la concentración.

La excitación apropiada conducirá a la lubricación necesaria. Este es el momento en que la pareja puede disfrutar por el tiempo que desee antes de la penetración. Durante esta etapa, la mujer experimenta mayores sensaciones internas pues está enfocada en sus emociones. El hombre, por su parte, está más enfocado en lo físico y externo.

La fase del orgasmo en la mujer es más extensa que en el hombre. Ella puede disfrutar de varios orgasmos consecutivos. Sin embargo, el hombre que disfruta de uno deberá esperar por lo menos veinte minutos antes de volver a tener una erección, experimentar excitación y luego la eyaculación. Los orgasmos de la mujer pueden variar entre una y otra relación sexual, y los hombres parecemos ser más regulares en nuestras respuestas.

El orgasmo del hombre es rápido e intenso, y llega un momento en que no puede evitarse. En cambio, la mujer puede interrumpirlo. Por esto, cuando la pareja aprende a desarrollar su vida sexual sabiamente, ambos controlan sus impulsos y buscan no solo su satisfacción sino también la satisfacción de su cónyuge. El hombre aprende a evitar el orgasmo antes de que la esposa lo experimente, y ella sabe que puede parar su proceso sin que le afecte y así evitar que él llegue a la eyaculación sin que ella logre la satisfacción.

Debido a que la excitación de ella es lenta, y sus orgasmos lentos y repetidos, la esposa puede determinar cuanto más desea disfrutar, y luego juntos terminar y sentir la satisfacción.

*«Debido a que la mujer logra la excitación lentamente, el hombre debe realizar un trabajo hermoso de preparación. Por su parte, el hombre se excita de inmediato y tiene orgasmos rápidos e intensos. Es por esto que ambos cónyuges deben cuidar por su pareja para que puedan lograr la satisfacción».*

De acuerdo a todo lo que he compartido hasta este momento y con el objeto de prepararse para los cambios que deben realizar, es necesario enfocarnos en la situación de cada persona. Pretendo ayudarles a que vayan evaluando lo que han aprendido y lo comparen con los conceptos y prácticas que hasta el momento han desarrollado. Al realizar la comparación podrán notar cómo se diferencia su práctica a lo que Dios diseñó para la vida matrimonial. La comprensión de las diferencias entre nuestra práctica y el diseño divino y, además, el apoyo mutuo para realizar los cambios, son elementos esenciales para aprender a vivir disfrutando las diferencias.

Soy conocido como defensor de la mujer, pero de ninguna manera quiero que parezca que ataco a los hombres. Estoy convencido que existen hombres que no se han preocupado de conocer a sus esposas y de hacer lo que deben para comprenderla. Sin embargo, también sé que existen mujeres que no han descubierto los tesoros de la intimidad. Existen muchas mujeres que no conocen a sus esposos ni hacen lo que deben para comprenderlos y apoyarlos.

Se ha dado mucho énfasis y se ha presionado a los hombres para que conozcan las necesidades de sus esposas, pero quiero dar el mismo énfasis en mis conferencias y enseñanzas para que las mujeres conozcan a sus esposos y entiendan profundamente sus necesidades. He enseñado a los hombres que para tener una relación saludable es esencial que el marido se preocupe de las necesidades emocionales de su esposa. Seguiré enseñando que debemos entender que el vínculo emocional saludable y la relación romántica son imperiosas y urgentes. No obstante, también debo dejar muy claro que el apetito sexual masculino demanda la misma satisfacción que el apetito emocional de la mujer. El descuidar cualquiera de estas necesidades pone en peligro la relación conyugal. Nada destruirá más la dignidad de una mujer como no sentirse amada, y mas bien sentirse ofendida, ignorada y ridiculizada. Nada destruirá más la dignidad de un hombre que sentirse irrespetado e ignorado en sus necesidades sexuales. Así como una mujer necesita un hombre padre y esposo, líder y siervo, así un hombre necesita una mujer madre de sus hijos, esposa, amante y sierva.

# CONCLUSIÓN

En este libro he cumplido una gran responsabilidad. He enseñado lo que creo que bíblicamente deben practicar los que han decidido casarse con el propósito de amarse, cuidarse y protegerse. Este no es un libro técnico. Este es un libro sencillo y práctico que le ha conducido lentamente por una experiencia maravillosa que Dios permite que disfrutemos. Este libro le ayudó a entender el propósito de Dios para su vida sexual, ahora le animo a leer mi libro *Tesoros de Intimidad* para que descubra los tesoros maravillosos que le permitirán tener una experiencia sexual maravillosa.

En vez de enfocarme en un solo aspecto, he presentado un panorama general de la relación sexual tal como Dios espera que la tengamos. Mi intención ha sido que usted entienda que Dios quiere que disfrute de su vida sexual. Para los casados, disfrutar y esforzarse por comprender y ayudar a disfrutar al cónyuge no es su opción, es su obligación. Usted tenía la opción de no disfrutar de las relaciones sexuales e ignorarlas totalmente y aun así vivir realizado, pero cuando decidió casarse renunció a su derecho de ignorar las relaciones sexuales. El negarse a cumplir la voluntad de Dios es un acto de rebeldía que traerá consecuencias.

Si usted estaba sucumbiendo por las consecuencias de su pasado, espero que este libro no solo le haya dado instrucción, sino también esperanza y motivación para que junto a su cónyuge puedan disfrutar de una vida sexual estimulante. Si por concepciones erróneas habían excluido a Dios de sus relaciones sexuales, tomen la seria decisión de fundamentar su vida íntima en la sabiduría e instrucción divinas. Invite a Dios a su dormitorio y recuerde que Él es testigo de su vida sexual. Vea a Dios como un evaluador de su vida sexual que aprueba su pasión cuando está dentro de los límites de la moralidad. Además, desde que decidió casarse, usted se convierte en un instrumento de satisfacción sexual para el cónyuge que dice amar.

Cuando logra disfrutar de su vida sexual, no está haciendo nada pecaminoso o poco espiritual. Está disfrutando de algo que Dios diseñó para el disfrute. Usted no le falla a Dios cuando es mayordomo de su cuerpo y lucha por tener una vida sexual saludable. Recuerde que Dios está en su dormitorio. Recuerde que así como a Él le interesa que sea obediente y cumpla mandamientos como no mentir y no adulterar, también espera que sea muy obediente al mandamiento de cumplir su deber conyugal y tener una vida sexual saludable. Dios está presente y evalúa su actuación, sea que usted lo haya rechazado o lo haya invitado a ser testigo de su relación.

Me alegra poder ir a la Biblia para buscar sabiduría sobre cómo cumplir el propósito que Dios le ha asignado a la vida sexual. Uno de mis temas favoritos es el propósito de Dios para la vida. Es que todo lo que Dios hizo, lo hizo con propósito y todo lo que Él demanda es esencial para el cumplimiento de ese propósito. Dios creó las relaciones sexuales con propósito y por ello nos deja la información imprescindible para que podamos tenerlas saludablemente. La Biblia está a favor de la vida, del matrimonio y hasta del sexo, pero la vida, el matrimonio y el sexo deben desarrollarse bajo los principios establecidos por su Creador para que tengan su funcionamiento normal.

Este ha sido un libro escrito con la intención de que comprenda que la sexualidad tiene un propósito establecido soberanamente por Dios y que disfrutarán de verdadera intimidad los cónyuges que aman a Dios, la enseñanza bíblica y determinan cumplirla con constancia y regularidad.

## Acerca del Autor

El doctor David Hormachea, de origen chileno, realizó sus estudios teológicos y en asesoramiento familiar en los Estados Unidos. Es presidente y conferenciante de la corporación de ayuda a la familia DE REGRESO AL HOGAR, por medio de la cual produce programas de radio y televisión, escribe libros y produce series audiovisuales, como EL SEXO: ¿CUERPOS O CORAZONES ÍNTIMOS? y otras.

También es productor de los programas VIVENCIAS Y UNO MÁS, que se escuchan en cientos de emisoras de radio en América Latina, España y los Estados Unidos. También produce el programa internacional de radio conocido como VISIÓN PARA VIVIR.

David dicta conferencias internacionales sobre temas relacionados con la familia. Ha sido autor de varios éxitos de librería, entre los cuales están Una puerta llamada divorcio y Cartas a mi amiga maltratada. Este último fue finalista al premio Gold Medallion (Medalla de Oro) que auspicia la Evangelical Christian Publishers Association (Asociación de Casas Publicadoras Evangélicas).

Puedes visitar nuestro web-site:
www.deregresoalhogar.org

CPSIA information can be obtained at www.ICGtesting.com
Printed in the USA
LVOW081024021212

309629LV00004BA/13/P